Manual de
TOSA, HIGIENE e CUIDADOS para CÃES E GATOS

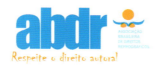

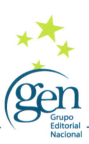

O GEN | Grupo Editorial Nacional reúne as editoras Guanabara Koogan, Santos, Roca, AC Farmacêutica, Forense, Método, LTC, E.P.U. e Forense Universitária, que publicam nas áreas científica, técnica e profissional.

Essas empresas, respeitadas no mercado editorial, construíram catálogos inigualáveis, com obras que têm sido decisivas na formação acadêmica e no aperfeiçoamento de várias gerações de profissionais e de estudantes de Administração, Direito, Enfermagem, Engenharia, Fisioterapia, Medicina, Odontologia, Educação Física e muitas outras ciências, tendo se tornado sinônimo de seriedade e respeito.

Nossa missão é prover o melhor conteúdo científico e distribuí-lo de maneira flexível e conveniente, a preços justos, gerando benefícios e servindo a autores, docentes, livreiros, funcionários, colaboradores e acionistas.

Nosso comportamento ético incondicional e nossa responsabilidade social e ambiental são reforçados pela natureza educacional de nossa atividade, sem comprometer o crescimento contínuo e a rentabilidade do grupo.

Manual de
TOSA, HIGIENE e CUIDADOS para CÃES E GATOS

Sue Dallas, VN, Cert Ed
Diana North, LCGI
Joanne Angus

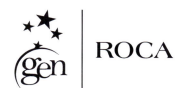

- As autoras deste livro e a EDITORA ROCA LTDA. empenharam seus melhores esforços para assegurar que as informações e os procedimentos apresentados no texto estejam em acordo com os padrões aceitos à época da publicação, *e todos os dados foram atualizados pelas autoras até a data da entrega dos originais à editora.* Entretanto, tendo em conta a evolução das ciências da saúde, as mudanças regulamentares governamentais e o constante fluxo de novas informações sobre terapêutica medicamentosa e reações adversas a fármacos, recomendamos enfaticamente que os leitores consultem sempre outras fontes fidedignas, de modo a se certificarem de que as informações contidas neste livro estão corretas e de que não houve alterações nas dosagens recomendadas ou na legislação regulamentadora. *Adicionalmente, os leitores podem buscar por possíveis atualizações da obra em http://gen-io.grupogen.com.br.*

- As autoras e a editora se empenharam para citar adequadamente e dar o devido crédito a todos os detentores de direitos autorais de qualquer material utilizado neste livro, dispondo-se a possíveis acertos posteriores caso, inadvertida e involuntariamente, a identificação de algum deles tenha sido omitida.

- Traduzido pela **Editora Roca Ltda.** da versão original em língua inglesa: Grooming Manual for the Dog and Cat
  A responsabilidade da exatidão da tradução é unicamente da **Editora Roca Ltda.** e não da **Blackwell Publishing Ltd.**
  Edição publicada de acordo com Blackwell Publishing Ltd., Oxford.
  Copyright © 2006 by Blackwell Publishing Ltd. Todos os direitos reservados.
  ISBN-10: 1-4051-1183-6
  ISBN-13: 978-1-4051-1183-6

  Tradução
  CAROLINE PETERS PIGATTO
  Médica Veterinária. Doutora em Medicina Veterinária com Concentração em Medicina Veterinária Preventiva – Universidade Estadual Paulista, Jaboticabal.
  MARIA CONSTANZA RODRIGUEZ
  Médica Veterinária. Doutoranda em Ciências Biológicas com Concentração em Genética – Universidade Federal do Paraná.

- Direitos exclusivos para a língua portuguesa
  Copyright © 2008 pela
  EDITORA ROCA LTDA.
  Uma editora integrante do GEN | Grupo Editorial Nacional
  Rua Dona Brígida, 701 – Vila Mariana
  São Paulo – SP – CEP 04111-081
  Tel.: (11) 5080-0770
  www.grupogen.com.br | editorial.saude@grupogen.com.br

- Reservados todos os direitos. São proibidas a duplicação ou a reprodução deste volume, no todo ou em parte, em quaisquer formas ou por quaisquer meios (eletrônico, mecânico, gravação, fotocópia, distribuição pela Internet ou outros), sem permissão, por escrito, da EDITORA ROCA LTDA.

CIP-BRASIL. CATALOGAÇÃO-NA-FONTE
SINDICATO NACIONAL DOS EDITORES DE LIVROS, RJ.

D15m

Dallas, S. E. (Sue E.)
  Manual de tosa, higiene e cuidados para cães e gatos / Sue Dallas, Diana North, Joanne Angus ; [tradução Caroline Peters Pigatto, Maria Constanza Rodriguez]. – [Reimpr.]. – São Paulo : Roca, 2015.

  Tradução de: Grooming manual for the dog and cat
  Inclui bibliografia
  ISBN: 978-85-7241-735-8

  1. Cão – Tosa e higiene – Manuais, guias, etc. 2. Gato – Tosa e higiene – Manuais, guias, etc. I. North, Diana. II. Angus, Joanne. I. Título.

07-4256.   CDD 636.70833
                                                           CDU 636.7/.8.083

Agradecimentos

Nossos agradecimentos:

A David Crossley, que fotografou os equipamentos e os cães no salão de tosa.

A Carolyn Lowing, da Pet Mentors, que criou os esboços e contribuiu para as partes de comportamento canino.

A Carol Flatt, da Dezynadog, por contribuir no capítulo sobre cuidados com equipamentos e por nos permitir promover suas novas tecnologias e equipamentos.

A Alison Thomas e David North, por todo seu apoio e encorajamento.

Aos competidores da Eurogroom 2005.

Aos clientes e cães da Look North Grooming and Training Centre Ltd.

Os autores agradecem a autorização para a reprodução dos materiais utilizados neste livro a:

Kennel Club, pelas informações sobre padrões das raças.

John D. Jackson, fotógrafo, pela seleção das fotos de diferentes raças.

Mary Allen, pelas fotografias do Capítulo 1.

Sobre os Autores

Sue Dallas é enfermeira veterinária qualificada, que trabalhou em escolas e clínicas veterinárias no Reino Unido e na América do Norte. Ela lecionou em cursos de enfermagem veterinária e de cuidados com animais por mais de 20 anos e esteve envolvida em inúmeros projetos educacionais e de semiologia. Sue foi palestrante em congressos de veterinária no Reino Unido e em várias partes do mundo, promovendo o treinamento e aprendizagem de técnicas de enfermagem e cuidados com os animais. No início da década de 1990, foi editora da *Veterinary Nursing Journal*, revista oficial da British Veterinary Association. Também publicou livros sobre cuidados com os animais, auxílio e enfermagem veterinária.

Diana North e Joanne Angus trabalharam juntas como esteticistas de animais de estimação por mais de 25 anos e ganharam muitas competições no Reino Unido e outros países. No salão de estética, elas se especializaram em treinar tosadores iniciantes, proprietários de cães e aqueles que desejavam melhorar suas habilidades. Sua empresa foi o primeiro estabelecimento de estética animal a ganhar o prêmio Investors in People, em 1995, e continuou a atingir os padrões nacionais por meio do processo de reconhecimento.

Joanne é proprietária do Look North Grooming and Training Centre Ltd. É uma tosadora em nível avançado e foi um dos membros-fundador do Guild of Advanced Groomers. Ganhou o Groomer of the Year em duas ocasiões, bem como o prêmio Best in Show, na Eurogroom, e a medalha de ouro na Intergroom, nos Estados Unidos. É uma das examinadoras para o 7750 NPTC City and Guilds Advanced Certificate in Dog Grooming e para a aquisição do Pet Care Trust's BDGA Higher Diploma in Dog Grooming.

Diana, atualmente, não realiza mais tosas, mas continua na indústria, lecionando. É examinadora externa para o National Vocational Qualifications in Animal Care e realiza palestras sobre o 7750 NPTC City and Guilds Advanced Certificate para grupos de tosadores. Também aconselha sobre os rumos para a carreira de preparadores. Diana é membro-fundadora do Guild of Advanced Groomers e examinadora de testes para qualificações de tosadores, trabalhando ao longo dos anos no aprimoramento desses exames. Diana responde ainda a questões sobre tosa para a revista *Your Dog*.

Prefácio

O número de proprietários de animais de estimação está crescendo e, com isto, a necessidade do conhecimento técnico e prático sobre a preparação, a tosa e os cuidados com esses animais.

É em razão dessa conjuntura, de aumento na aquisição e exposição de animais de estimação, que as autoras escreveram este livro. Ele apresenta informações sobre raças e tipos de pelagem de cães e gatos, preparação e cuidados gerais, além de detalhar as técnicas de tosa e de corte. Os capítulos que abordam assuntos relacionados à tosa contêm informações importantes sobre pele, enfermidades cutâneas, doenças caninas e felinas, parasitas e primeiros socorros.

Os cães e gatos são descritos, neste livro, como um misto de animais de estimação e de exposição, dando ao leitor a oportunidade de observar as diferenças entre os diversos estilos de preparação.

Esta obra foi escrita em uma linguagem de fácil compreensão e aplicação, facilitando o trabalho do tosador profissional e do proprietário do animal. As autoras esperam que o livro auxilie no início da carreira do tosador, para que esse profissional trabalhe visando aos cuidados e ao bem-estar dos animais, e que seja usado como referência nos *pet shops*.

Agradecemos à equipe da Blackwell Publishing pelo apoio durante todo este projeto. Agradecemos também aos nossos colegas, amigos e familiares por nos apoiar e encorajar a completar esta obra, particularmente a Peter, David e Leon.

SUE DALLAS
DIANA NORTH
JOANNE ANGUS

Índice

1 GRUPOS DE RAÇAS E TIPO DE PELAGENS 1
   Cães 1
      Grupos de Raças 1
         Grupo Gundog (Cães de Tiro) 1
         Grupo Hound (Cães de Caça) 1
         Grupo de Cães Pastores 1
         Grupo Terrier 1
         Grupo Toy 3
         Grupo de Utilidade 3
         Grupo de Trabalho 3
      Tipos de Pelagem 3
         Pelagem Dupla 4
         Pelagem Sedosa 5
         Pelagem Macia 5
         Pelagem de Arame (ou Dura) 6
         Pelagem de Lã 6
      Sistema de Referência Cruzada 7
   Gatos 10
      Tipos de Pelagem 11
         Pelagem Longa 11
         Pelagem Semilonga 12
         Pelagem Curta 12
         Pelagem Enrolada ou Ondulada 13
         Pelagem de Arame (ou Dura) 13
         Sem pêlos 14

2 EQUIPAMENTOS E TÉCNICAS 15
   Escovas 15

Pentes	17
Equipamentos Desemboladores de Pêlos	19
Desembolador do Tipo Coat King	20
Equipamentos para Arrancar Pêlos (*Stripping*)	20
Máquinas de Tosa	22
Recomendações para Manutenção das Máquinas de Tosa	23
Utilização das Máquinas de Tosa	24
Lâminas	27
Acessórios para Pente	29
Tesouras	29
Utilização das Tesouras	30
Exercícios com a Tesoura	32
Cortadores de Unha	32
Cuidados com a Orelha	34
Caixa de Instrumentos	34
Contenção	35
Mesas de Tosa e Bancos de Trabalho	37
Lubrificação dos Equipamentos	37
Esterilização	38
Toque Final	39
3 PRELIMINARES DA TOSA E CUIDADOS GERAIS	**41**
Olhos	42
Orelhas	43
Boca	44
Cuidados Faciais	45
Cuidados com Unhas e Garras	46
Glândulas Anais	47
Causas da Perda de Pêlos	49
Nódulos e Massas	49
Tumores de Pele	49
Hérnias	49

4 PREPARAÇÃO 51
Cães 51
Manipulação 51
Iniciação da Tosa e da Manipulação no Cão 51
Interação Homem–Cão 52
No Salão 54
Interação entre Cães 55
Tosa 55
Pelagem com Nós 56
Tosa Grosseira 62
Gatos 62

5 CONDIÇÕES DA PELE 67
Estrutura da Pele 67
Epiderme 67
Derme (Cório) 68
Hipoderme (Subcutâneo) 69
Funções da Pele 69
Proteção 69
Produção 69
Sensorial 69
Armazenamento 69
Controle da Temperatura (Termorregulação) 69
Comunicação 70
Glândulas da Pele 70
Unhas, Garras e Coxins 71
Unhas e Garras 71
Coxim 72
Crescimento da Pelagem 73
Formação dos Pêlos 73
Parasitologia 76
Terminologia 76

XIV Índice

- CICLO DE VIDA DOS PARASITAS EXTERNOS COMUNS 76
  - PULGAS (*CTENOCEPHALIDES*) 76
  - CARRAPATOS (IXODES) 77
  - PIOLHOS 78
  - SARNAS 79
- CICLO DE VIDA DOS ENDOPARASITAS COMUNS 81
  - NEMATELMINTOS (ASCARÍDEOS) 81
  - TÊNIAS (CESTÓDIOS) 82
  - OUTROS PARASITAS INTERNOS 82

6 BANHO E SECAGEM: CONSIDERAÇÕES GERAIS 85

- CÃES 85
  - XAMPUS E CONDICIONADORES 86
  - PROCEDIMENTO PARA BANHO 87
  - SECAGEM 89
    - EQUIPAMENTOS PARA SECAGEM 89
    - SECAGEM COM A TOALHA 89
    - OUTROS MÉTODOS DE SECAGEM 90
- GATOS 93

7 PRIMEIROS SOCORROS BÁSICOS 97

- OBJETIVOS E METAS 97
- AVALIAÇÃO 97
- AÇÃO INICIAL 98
- MANIPULAÇÃO E TRANSPORTE DO ANIMAL 98
  - TRANSPORTE 99
    - CÃES PEQUENOS E GATOS 99
    - CÃES DE MÉDIO PORTE 99
    - CÃES DE RAÇAS GIGANTES E DE GRANDE PORTE 99
  - LEVANTAMENTO SEGURO DO ANIMAL 100
- VERIFICAÇÕES E OBSERVAÇÕES 101
  - TEMPERATURA 102

Pulso	103
Mensuração do Pulso	103
Respiração	105
Técnicas de Salvamento	106
Compressão Cardíaca	106
Cães de Pequeno Porte e Gatos	106
Cães de Porte Médio	106
Cães de Grande Porte, com Tórax Amplo ou Obesos	107
Parada Respiratória	107
Respiração Artificial	107
Técnica Boca-Nariz	108
Sangramento (Hemorragia)	109
Métodos para Estancar o Sangramento	110
Pressão Digital	110
Pontos de Pressão	110
Pressão com Bandagens	111
Choque	112
Condição Cardíaca	113
Envenenamento	113
Picadas de Inseto	115
Fraturas	115
Tipos de Fraturas	115
Deslocamento	116
Lesões nos Tecidos Moles	117
Feridas	117
Cicatrização das Feridas	117
Cuidados com as Feridas	119
Lesões Oculares	119
Parafimose	120
Problemas Metabólicos	120
Diabetes Mellitus	120
Epilepsia	121

Choque Térmico 121
Bandagem 122
   Camadas de uma Bandagem 123
   Regras para Bandagem 124
   Colocação da Bandagem 124
      Bandagem de Membros 124
Posições Anatômicas 125

8 DOENÇAS INFECCIOSAS DE CÃES E GATOS 127

Microrganismos e Doenças 127
   Incubação 128
   Infecção 128
Métodos de Controle de Doenças 128
   Bactérias 128
   Vírus 128
   Fungos 130
   Protozoários 130
   Microrganismos Causadores de Doenças 131
Zoonoses 131
Doenças de Cães 132
   Cinomose Canina 132
   Traqueobronquite Infecciosa Canina
   (Síndrome da Tosse dos Canis) 133
   Parvovirose Canina 133
   Hepatite Viral Canina 134
   Leptospirose 134
   Raiva 135
Doenças de Gatos 135
   Leucemia Felina 136
   Panleucopenia Felina ou Enterite Infecciosa Felina 137
   Clamidiose ou Pneumonite Felina 137
   Doença Respiratória Viral Felina 138
   Anemia Infecciosa Felina 139

Peritonite Infecciosa Felina 139

Imunodeficiência Felina 140

Imunidade 140

9 TÉCNICAS DE BANHO, SECAGEM E TOSA PARA CÃES 143

Pelagem Macia 143

Pelagem Dupla – Tipo Um 143

Pelagem Dupla – Tipo Dois 144

Pelagem de Arame (ou Dura) 144

Pelagem de Lã 144

Pelagem Sedosa 145

Terminologia Geral 146

Dicas para a Tosa 147

Corte dos Pêlos das Patas com a Tesoura 150

Patas Arredondadas 151

Patas Compactas 153

Patas no Estilo Natural 153

Pata de Gato 155

Jarretes Almofadados 156

Formação de Camadas no Pêlo 157

10 *CHECKLISTS* 159

Checklist de Saúde 159

Checklist Pré-tosa 159

Checklist de Banho do Cão 160

Checklist de Secagem do Cão 160

Checklist de Banho do Gato 161

Checklist de Secagem do Gato 161

Checklist de Retirada de Pêlos Mortos com as Mãos 162

Checklist do Código de Cores 162

Checklist do Tamanho das Lâminas 163

Checklist de Tosa 163

Checklist de Manutenção do Equipamento 164

11 PERFIS DAS RAÇAS 165

Utilização do Perfil da Raça e Dicas de Cuidado 166

Raças 166

    Afghan Hound 166

    Airedale Terrier 168

    Bearded Collie 170

    Bedlington Terrier 170

    Bernese Mountain Dog 171

    Bichon Frisé 172

    Border Collie 173

    Border Terrier 174

    Bouvier des Flandres 175

    Boxer 175

    Cairn Terrier 175

    Cão d'Água Irlandês 177

    Cavalier King Charles Spaniel 178

    Chow Chow 179

    Clumber Spaniel 179

    Cocker Spaniel 179

    Cocker Spaniel Americano 181

    Collie de Pêlo Longo 182

    Dachshund 183

    Dandie Dinmont Terrier 185

    Deerhound 185

    Dobermann 186

    English Springer 187

    Field Spaniel 188

    Flat Coated Retriever 189

    Fox Terrier de Pêlo Duro 190

    Golden Retriever 191

Gordon Setter	192
Griffon de Bruxelas	193
Irish Wolfhound	194
Kerry Blue Terrier	194
Labrador Retriever	195
Lakeland Terrier	196
Lhasa Apso	197
Lowchen	198
Lulu da Pomerânia	199
Maltês	199
Mestiços	200
Norfolk Terrier	201
Norwich Terrier	202
Old English Sheepdog	203
Papillion	204
Parson Russell Terrier	205
Pastor Alemão	205
Pequinês	206
Polish Lowland Sheepdog	207
Poodle	207
Samoieda	209
São Bernardo	210
Schnauzer	210
Schnauzer Gigante	210
Schnauzer Miniatura	212
Sealyham Terrier	214
Setter Inglês	215
Setter Irlandês	216
Shetland Sheepdog	217
Shih Tzu	217

SOFT COATED WHEATEN TERRIER 218

SPINONE ITALIANO 219

SPRINGER SPANIEL DE GALÊS 220

SUSSEX SPANIEL 221

TERRA NOVA. 221

TERRIER BRANCO DAS COLINAS DO OESTE 222

TERRIER ESCOCÊS 223

TERRIER IRLANDÊS 224

TERRIER TIBETANO. 225

WELSH TERRIER 226

YORKSHIRE TERRIER 227

ÍNDICE REMISSIVO 231

Grupos de Raças e Tipos de Pelagens

Cães

Neste livro, serão descritos estilos de tosa específicos para os animais de estimação e as raças mais comuns hoje em dia.

Existem algumas diferenças na categorização das raças caninas observadas no Reino Unido: segundo tamanho, cor, características ou tipo de pelagem. Optou-se por utilizar dois sistemas neste livro, os quais foram combinados para auxiliar o leitor a encontrar sua maneira de tosar determinadas raças.

- Sistema um: agrupamento de raças do Kennel Club.
- Sistema dois: tipos de pelagem.

Grupos de Raças

As categorias de raças, segundo o Kennel Club, são divididas em sete grupos: Gundogs (cães de tiro), Hounds (cães de caça), Pastores, Terriers, Toys, Utilidade e Trabalho. Essa categorização auxilia o tosador a saber a função original de cada raça.

Grupo Gundog (Cães de Tiro)

Estes cães possuem aspecto comum e têm a finalidade de trabalhar no campo ou na água. Eles são utilizados para caças, indicar e recuperar a presa. Neste grupo, encontram-se muitas das raças mais comuns observadas atualmente – Golden Retrievers, Labradores, Setters e Spaniels (Fig. 1.1).

Grupo Hound (Cães de Caça)

Os Hounds também são utilizados para indicar ou farejar presas em caçadas, além de serem muito independentes. Eles variam muito em tamanho, de pequeno (Dachshund Miniatura) a gigante (Irish Wolfhound). A Figura 1.2 mostra um Afghan Hound.

Grupo de Cães Pastores

Estes cães são pastores, usados para controle de rebanhos em todo o mundo. Border Collie, Pastor Alemão (Fig. 1.3) e Old English Sheepdog são alguns exemplos.

Grupo Terrier

Os Terriers são caçadores de ratos, animais daninhos e insetos. São muito alertas e, algumas vezes, desobedientes. São facilmente classificados pela sua distinta pelagem rústica (Fig. 1.4), mas existem alguns que diferem, como o Bedlington e Kerry Blue.

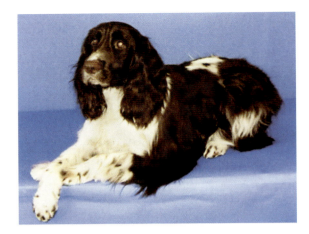

Figura 1.1 – Springer Spaniel.

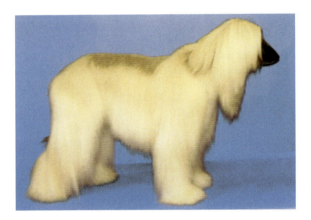

Figura 1.2 – Afghan Hound.

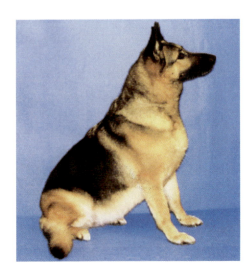

Figura 1.3 – Pastor Alemão.

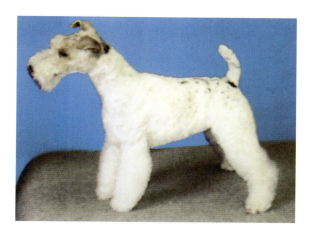

Figura 1.4 – Fox Terrier de Pêlo Duro.

Grupo Toy

Estes são considerados cães de companhia. Porém, apesar de não aparentar, apresentam característica similar à de alguns cães de grande porte. Este grupo possui raças como o Yorkshire Terrier, Bichon Frisé (Fig. 1.5) e Cavalier King Charles Spaniel.

Grupo de Utilidade

Este grupo de cães é bem misto e cada animal possui sua própria característica ou habilidade para o trabalho. Varia do Poodle ao Schnauzer Miniatura ao Lhasa Apso (Fig. 1.6).

Grupo de Trabalho

As raças deste grupo incluem os guardiões e defensores. Os exemplos mais comuns são o Dobermann (Fig. 1.7), o Rottweiler e as raças gigantes, como o São Bernardo e Terra Nova.

Tipos de Pelagem

Para facilitar a identificação, a pelagem foi classificada em cinco tipos: pelagem dupla, pelagem sedosa, pelagem macia, pelagem de arame (ou dura) e pelagem de lã.

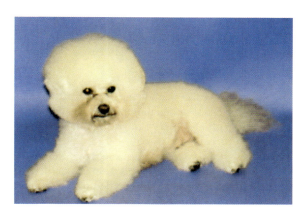

Figura 1.5 – Bichon Frisé.

4 Grupos de Raças e Tipos de Pelagens

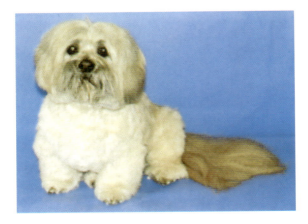

Figura 1.6 – Lhasa Apso.

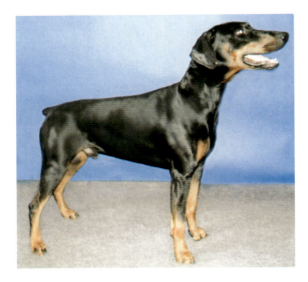

Figura 1.7 – Dobermann.

Pelagem Dupla

A pelagem dupla consiste em uma pelagem interna macia e densa, escondida por uma pelagem externa mais comprida. Muitas raças de cães se adaptam a esse tipo de pelagem; neste livro, separamos este grupo em dois:

- Pelagem dupla – um (não aparada ou arrumada). As raças com esse tipo de pelagem requerem muita tosa e remoção da pelagem interna morta, com pouca ou nenhuma aparagem. Exemplos: Pastor Alemão, Collie de Pêlo Longo, Samoieda, São Bernardo e Pastor Belga (Tervueren) (Fig. 1.8).
- Pelagem dupla – dois (aparada). Essas raças possuem pelagem externa mais comprida, a qual, em teoria (e particularmente para fins de exposição), não deve ser aparada. Entretanto, para os animais destinados à companhia o estilo curto é mais prático e apropriado. Exemplos são o Lhasa Apso (Fig. 1.9), Shih Tzu e Old English Sheepdog.

Grupos de Raças e Tipos de Pelagens 5

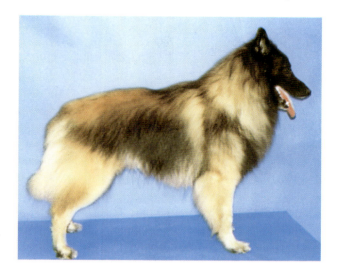

Figura 1.8 – Pastor Belga (Tervueren).

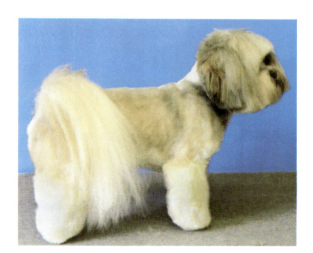

Figura 1.9 – Lhasa Apso, com tosa do tipo urso de pelúcia.

Pelagem Sedosa

A característica mais importante dessa pelagem é sua textura e não seu comprimento. Raças com esse tipo de pelagem requerem muitas ou uma quantidade pequena de aparas. Exemplos de raças incluem Afghan Hound, Spaniels, como o Cavalier King Charles Spaniel (Fig. 1.10), e Yorkshire Terrier.

Pelagem Macia

Essa pelagem é facilmente definida pelo seu comprimento, sendo curto e firmemente aderido ao corpo. É o tipo que requer menos manutenção, em termos de aparagem. O principal objetivo da estética nessas raças é a remoção dos pêlos mortos e o fornecimento de um revestimento brilhante. Exemplos de raças incluem Boxer, Dobermann, Weimeraner e Staffordshire Bull Terrier (Fig. 1.11).

6 Grupos de Raças e Tipos de Pelagens

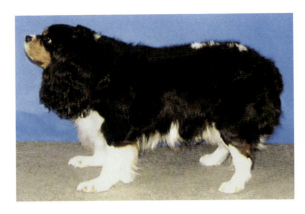

Figura 1.10 – King Charles Spaniel.

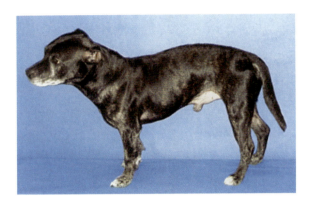

Figura 1.11 – Staffordshire Bull Terrier.

Pelagem de Arame (ou Dura)

Esta pelagem é áspera, com pêlos externos densos e pêlos internos macios. Ela deve ser retirada com a mão (*stripping* manual) para manter a textura correta e coloração, mas muitos animais são tosados, em razão da facilidade e do custo – isto não é aceitável nas exposições. Os principais exemplos são os Terriers, Westies (Terrier Branco das Colinas do Oeste), Fox Terrier de Pêlo Duro, Border Terrier (Fig. 1.12) e Terrier Escocês, embora existam outras raças, como o Schnauzer Miniatura e Dachshund de Pêlo Duro.

Pelagem de Lã

Para a finalidade deste livro, usamos este grupo para incluir uma variedade de raças cuja pelagem se encaixava melhor aqui do que nos outros tipos, embora os padrões da raça não especifiquem "pelagem de lã". Estas raças requerem técnicas de secagem e estilos de tosa específicos. Exemplos são Poodles (Fig. 1.13), Cães d'Água Irlandeses e Bichon (Fig. 1.5).

Independentemente da raça ou do tipo de pelagem, todos os cães devem ser tosados de modo regular, por diversas razões.

- Gera um bom relacionamento tratador-cão.
- Promove saúde, limpeza e bem-estar do animal.
- Fornece uma oportunidade de inspecionar o cão quanto a problemas de pele, pelagem ou de saúde.

Grupos de Raças e Tipos de Pelagens 7

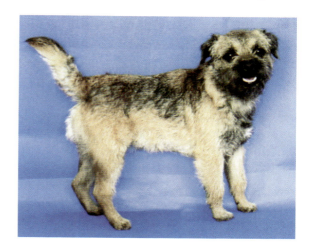

Figura 1.12 – Border Terrier.

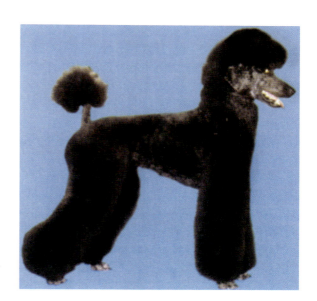

Figura 1.13 – Poodle Standard.

Sempre se lembre de que, ao tosar um cão, é você quem está no comando e não o contrário. Aprenda a fazer da tosa uma experiência prazerosa tanto para você como para o cão. Mais pormenores sobre manipulação estão descritos no Capítulo 4.

Sistema de Referência Cruzada

As raças estão em ordem alfabética, com seus grupos raciais representados a seguir:

- Gd = Gundogs (cães de tiro).
- Ho = Hounds (cães de caça).
- Pa = Pastores.

8 Grupos de Raças e Tipos de Pelagens

- Te = Terriers.
- To = Toys.
- Ut = Utilidade.
- Wo = Trabalho (*Working*).

Os tipos de pelagem estão abreviados a seguir:

- Dc1 = Pelagem dupla – tipo um (*double coat – one*).
- Dc2 = Pelagem dupla – tipo dois (*double coat – two*).
- Si = Sedosa (*silky*).
- Sm = Macia (*smooth*).
- Wi = Arame (*wire*).
- Wo = Lã (*wool*).

Gundogs (Gd)	
Gordon Setter	Si
Retriever	
Flat Coated	Dc1
Golden	Dc1
Labrador	Dc1
Setter Inglês	Si
Setter Irlandês	Si
Spaniels	
Cão d'Água Irlandês	Wo
Cocker Americano	Si
Clumber	Si
Cocker	Si
English Springer	Si
Field	Si
Sussex	Si
Springer de Gales	Si
Spinone Italiano	Wi
Hounds (Ho)	
Afghan	Si
Dachshund	Sm, Wi ou Si
Deerhound	Wi
Irish Wolfhound	Wi
Pastores (Pa)	
Bearded Collie	Dc2
Border Collie	Dc1 ou Sm
Collie de Pêlo Longo	Dc1
Old English Sheepdog	Dc2
Pastor Alemão	Dc1
Polish Lowland Sheepdog	Dc2
Samoieda	Dc1
Shetland Sheepdog	Dc1
Terriers (Te)	
Airedale	Wi
Bedlington	Wo
Border	Wi
Cairn	Wi
Dandie Dinmont	Wi
Irlandês	Wi

Terriers (Te)	
Kerry Blue	Si
Lakeland	Wi
Norfolk	Wi
Norwich	Wi
Parson Russell Terrier	Wi
Escocês	Wi
Sealyham	Wi
Soft Coated Wheaten	Si
Welsh (Galês)	Wi
Westies (Terrier Branco das Colinas do Oeste)	Wi
Fox Terrier de Pêlo Duro	Wi
Toys (To)	
Bichon Frisé	Wo
Cavalier King Charles Spaniel	Si
Griffon de Bruxelas	Wi ou Sm
Lowchen	Si
Maltês	Si
Papillion	Si
Pequinês	Dc1
Lulu da Pomerânia	Dc1
Yorkshire Terrier	Si
Utilidade (Wo)	
Chow Chow	Dc1
Lhasa Apso	Dc2
Schnauzer Miniatura	Wi
Poodle	Wo
Schnauzer	Wi
Shih Tzu	Dc2
Terrier Tibetano	Dc2
Trabalho	
Bernese Mountain Dog	Dc1
Bouvier des Flandres	Dc2
Boxer	Sm
Dobermann	Sm
Schnauzer Gigante	Wi
Terra Nova	Dc1
São Bernardo	Dc1

Naturalmente, existem várias pelagens caninas diferentes em todo o mundo, as quais é necessário mencionar, como a pelagem listrada do Puli Húngaro e o visual incomum do Chinese Crested. Entretanto, requer-se conhecimento especializado para manter a pelagem dessas raças, o que vai além do propósito deste livro.

No Capítulo 2, os nomes das raças são seguidos pelas abreviaturas dos grupos e dos tipos de pelagem, assim pode-se saber quais ferramentas e equipamentos são necessários para cada corte, por exemplo:

- Bernese Mountain Dog (Wo-Dc1) = Cão de Trabalho com pelagem dupla – um.
- Terrier Branco das Colinas do Oeste (Te-Wi) = Grupo Terrier com uma pelagem de arame, ou dura.

Trabalhar com este livro deve ser fácil, pois particularidades específicas para aparar cada raça são fornecidas em sua respectiva página (ver Cap. 11). Existem seções de tosa, banho e secagem nos Capítulos 4, 6 e 9, que são reforçadas nas listas de verificação, no Capítulo 10, e nos perfis de raças, no Capítulo 11. No caso de raças com tosas semelhantes, foram fornecidas referências cruzadas com a(s) respectiva(s) raça(s).

Gatos

A pelagem dos gatos possui características admiráveis e também é uma importante parte de seu corpo. Não é apenas a base para a identificação da raça do gato, mas, em nível funcional, a pelagem:

- Constitui uma barreira entre a pele do gato e o ambiente.
- Protege o gato de lesões e infecções.
- Auxilia na regulação da temperatura corporal.
- Isola o corpo em clima frio.
- Indica o estado de saúde do animal.
- Protege contra excesso de luz solar e químicos.

A pelagem pode ser:

- Longa.
- Curta.
- Dura.
- Macia.
- Brilhante.
- Grossa.
- Densa.
- Ondulada.

O acasalamento seletivo e as mutações genéticas realçaram a pelagem dos gatos e também acarretaram perda de pêlos. Como resultado, a grande variedade de raças felinas não somente se diferenciou na textura da pelagem mas também na variedade de tons e no padrão de revestimento. O tipo básico de gato, o selvagem, é o Tabby. É do Tabby que todas as raças de gatos são originárias. A pelagem dos gatos pode conter mais de 200 pêlos/mm². O gato possui uma pelagem externa de cobertura e outra intermediária, grossa e eriçada, bem como uma pelagem interna macia (Fig. 1.14).

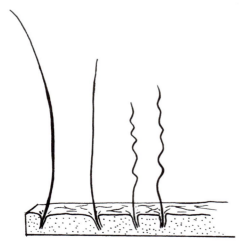

Figura 1.14 – Tipos de pelagem do gato. Da esquerda para a direita: protetora (de cobertura), intermediária e interna.

Normalmente, a pelagem de cobertura, ou primária, forma uma camada externa grossa. Nos gatos, esses pêlos tendem a enraizar-se em folículos pilosos individuais. Eles são conectados ao sistema nervoso (autônomo) e, conseqüentemente, respondem a informações sensoriais (visão, audição, olfato e tato), na forma de agitação, medo, frio ou reflexo de luta. Os pêlos de proteção levantam-se nessas situações, dando ao gato uma aparência de agressividade. Há maior quantidade desses pêlos nas costas e nas laterais do gato, dando uma aparência de maior tamanho para seu adversário. Caso o gato sinta frio, seus pêlos ficam em pé, conservando calor; portanto, agem como uma forma de isolamento. Entre as pontas do pêlo de cobertura está a subpelagem, composta por pelagem intermediária eriçada, com pontas engrossadas, e pelagem interna macia, que se localiza próxima à pele.

Os gatos podem possuir tanto pêlos longos como curtos, com pêlos de cobertura medindo de 4,5 a 15cm de comprimento. Logo abaixo, existem pêlos densos e com textura. Isto é fornecido pelas pelagens de cobertura intermediária e interna. Essas três pelagens variam de uma raça para outra.

A pelagem ideal de um gato com *pedigree* foi determinada nos Padrões de Raça e Exposição, nos últimos 100 anos de acasalamento seletivo. O objetivo da Padronização é assegurar que as novas raças propostas sejam diferentes das já registradas e que haja muitos criadores interessados em acasalar seu gato para sustentar a Padronização determinada. Esse processo pode levar anos, com estágios preliminares e provisórios antes de a raça ser apresentada em campeonatos. Isto é regulamentado pelo Governing Council of the Cat Fancy.

Para fins estéticos, as raças de gatos podem ser subdivididas em:

- Pêlo longo: Persa.
- Pêlo semilongo: Sagrado da Birmânia, Turkish Van, Ragdoll.
- Pêlo curto: Britânico de Pêlo Curto, Manx.
- Pêlo curto: Abissínio, Russo Azul, Cornish e Devon Rex.
- Pêlo curto: American Shaded Silver, Tabby Vermelho.
- Burmese: Burmese.
- Oriental: Oriental Preto, Azul e Havana Caramelo.
- Siamês: Siamês, Balinês.

Na América do Norte, os gatos domésticos são categorizados em dois grupos apenas:

- Pêlo longo.
- Pêlo curto.

Tipos de Pelagem

Pelagem Longa

Gatos com pelagem longa possuem corpo grande e cabeça redonda. O nariz é pequeno, os olhos são grandes e as orelhas, pequenas. A pelagem é longa e dupla, com uma pelagem interna macia e pêlos de proteção mais grossos, quase do mesmo comprimento dos pêlos mais internos (Fig. 1.15). Embora esses gatos limpem-se sozinhos, é necessário o auxílio do dono para prevenir o embaraçamento da pelagem. Esse processo previne a formação de nós, os quais o gato não consegue retirar. Raças de pêlos longos típicas incluem Persa e Angorá.

Na pelagem longa, o pêlo interno é quase tão longo quanto o intermediário, dando à pelagem uma sensação de maciez e suavidade. Os pêlos de proteção mais longos possuem 12,5cm (Fig. 1.16). Raças como o Turkish ou Sagrado da Birmânia, embora geneticamente sejam as mesmas que a Persa, possuem pêlos internos menores, deixando a pelagem menos intensa.

12 Grupos de Raças e Tipos de Pelagens

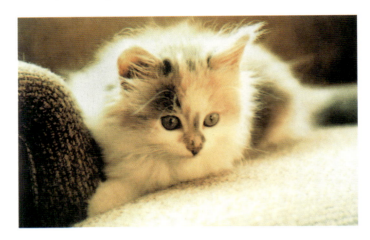

Figura 1.15 – Filhote de gato com pelagem longa.

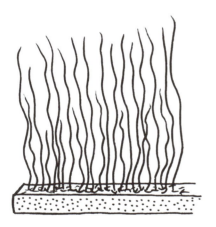

Figura 1.16 – Pelagens longa e semilonga, com pêlos de proteção que podem medir mais de 12,5cm e pêlos internos de vários tamanhos.

Pelagem Semilonga

Esses gatos são fortes e musculosos, com cabeça e nariz de tamanhos normais. Os olhos possuem tamanho normal, entretanto as pontas das orelhas podem ser grandes. A pelagem é longa, mas não tão dupla quanto a do Persa, possuindo pêlos com textura fina ou áspera (o que significa que a pelagem é menos propensa a embaraçar).

Pelagem Curta

Essa pelagem é densa e cuidada com facilidade. É fácil de limpar e difícil de formar nós. A Figura 1.17, A e B, mostra gatos com pelagem curta típica. A Fig. 1.18 mostra uma ilustração esquemática de como os pêlos curtos crescem.

As características desses gatos variam dependendo da sua origem, por exemplo:

- Britânicos de Pêlo Curto: esses gatos possuem aspecto forte, com cabeça redonda e grande, corpo musculoso e pernas curtas.
- Americanos de Pêlo Curto: esses gatos são maiores que os das raças Britânicas e Européias, com um corpo magro. Possuem pernas longas e cabeça oval.

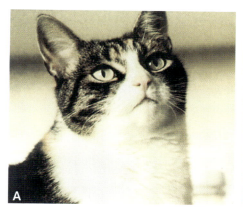
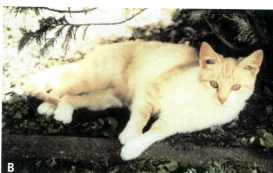

Figura 1.17 – (*A* e *B*) Gatos de pelagem curta.

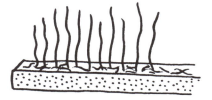

Figura 1.18 – Pelagem curta é do tipo normal ou selvagem, com os pêlos de proteção mais compridos medindo cerca de 4,5cm.

- Estrangeiros de Pêlo Curto: esses gatos possuem corpos esguios e pernas longas, sua pelagem é fina e a cabeça, pontiaguda.

Pelagem Enrolada ou Ondulada

A pelagem enrolada ou ondulada possui pêlos de proteção muito curtos ou não os possui (ver Cap. 5). Contém pêlos intermediários enrolados e internos, com o mesmo comprimento, dando uma aparência enrolada ou ondulada, como, por exemplo, o Cornish Rex (Fig. 1.19). A pelagem do Devon Rex possui todos os três tipos de pêlos, entretanto os pêlos de cobertura e os intermediários estão tão diferentes que dão a impressão de internos, fornecendo uma textura mais áspera à pelagem. O Devon Rex também varia em ter bigodes curtos ou não os ter.

Pelagem de Arame (ou Dura)

É uma pelagem grossa, ondulada, lanosa e com aspecto de arame. A aparência crespa ocorre devido às ondulações do pêlo e algumas são até enroladas em espiral. O pêlo de cobertura e os pêlos internos são semelhantes, as pontas da pelagem intermediária possuem aparência de um

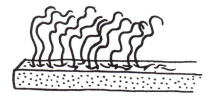

Figura 1.19 – Pelagem ondulada não apresenta pêlos de proteção, com ondulação natural nas pelagens intermediária e interna.

14 Grupos de Raças e Tipos de Pelagens

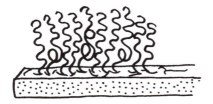

Figura 1.20 – A pelagem de arame contém todos os tipos de pêlos irregularmente ondulados. As pontas da pelagem intermediária se parecem com um cajado.

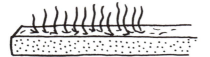

Figura 1.21 – A pelagem dos sem pêlos possui uma fina cobertura de pêlos internos.

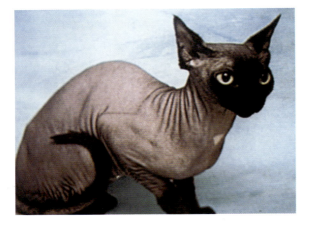

Figura 1.22 – Sphynx.

cajado, com alguns formando um espiral completo (Fig. 1.20). Uma raça típica com essa pelagem é o Azul Americano de Pêlo de Arame.

Sem Pêlos

Na verdade, esses gatos possuem pêlos, os quais, contudo, são tão esparsos, que dão aspecto de ausência de pêlos. Os pêlos internos ao redor da face, pernas e corpo fornecem uma cobertura fina (Fig. 1.21). Já que possuem pouco ou nenhum pêlo para proteger a pele e ajudar a conservar a temperatura corporal, essas raças precisam de ajuda quando faz frio e de tratamento precoce de lesões de pele. A pele e o pêlo interno podem possuir qualquer padrão ou coloração conhecido, como se observa no Sphynx Azul (Fig. 1.22).

Equipamentos e Técnicas

Há no mercado inúmeros tipos e marcas de equipamentos para tosa que permitem a realização de um bom trabalho. "Um mau trabalhador sempre responsabiliza suas ferramentas", revela um antigo clichê, contudo acreditamos que "as ferramentas certas possibilitam um bom trabalho". Não pense que "o mais barato é o melhor", mesmo que seja apenas uma escova ou pente para seu animal de estimação. Produtos de qualidade possibilitarão, com o uso correto, maior durabilidade e bons resultados.

Escovas

Em geral, as rasqueadeiras são utilizadas para todos os tipos de pelagem, exceto para as macias (Fig. 2.1). Ao comprar uma nova rasqueadeira, é importante estar ciente de que as cerdas estarão um pouco duras e deverão ser amaciadas com o uso. A utilização excessiva da rasqueadeira pode causar abrasão na pele, conhecida como "queimaduras por rasqueadeira" ou "queimaduras de escova". Potencialmente, isto poderá acarretar problemas cutâneos mais graves nos cães à medida que eles lambem e mordem a área afetada, podendo resultar em infecções secundárias. Por essa razão, o uso correto das escovas é importante.

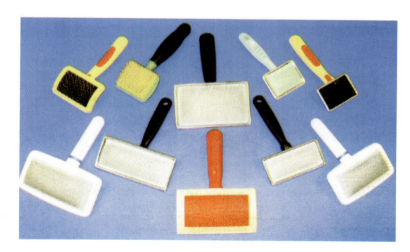

Figura 2.1 – Seleção de rasqueadeiras: notar a ampla variedade de tamanhos e cores.

16 Equipamentos e Técnicas

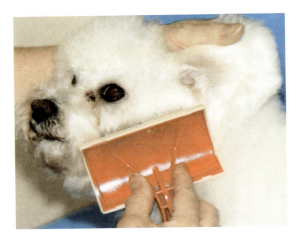

Figura 2.2 – Segure a rasqueadeira delicadamente e posicione os dedos como demonstrado.

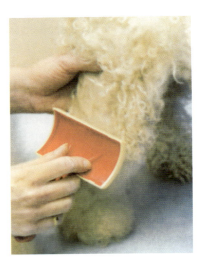

Figura 2.3 – Ao utilizar a rasqueadeira, segure a pelagem em partes para acessar a base (pelagem interna).

É importante segurar a escova com leveza e posicionar os dedos como demonstrado na Figura 2.2. Ao utilizar a escova dessa forma, diminui-se a chance de queimaduras pela escova. Deve-se sempre escovar a pelagem de dentro para fora para se ter certeza de que foram escovados os pêlos internos e externos (Fig. 2.3), sem negligenciar os pêlos internos. Esse procedimento é importante principalmente em pelagens do tipo Dc1, Dc2 e Wo.

Em raças como Lhasa Apso (Ut-Dc2) e Old English Sheepdog (Pa-Dc2), que devem possuir pelagem longa para exposições, a rasqueadeira não é apropriada, pois ela arrebentará o pêlo. Nesses casos, para correta manutenção da textura da pelagem, pode-se utilizar uma escova de cerdas (Fig. 2.4). Essa escova é mais macia do que as rasqueadeiras, mas requer-se muita prática para usá-la de forma correta, caso contrário a pelagem não será bem escovada.

Para raças de pelagem macia, uma escova de borracha ou luva são excelentes ferramentas para remover pêlos mortos e criar uma pelagem externa brilhante (Fig. 2.5).

Equipamentos e Técnicas 17

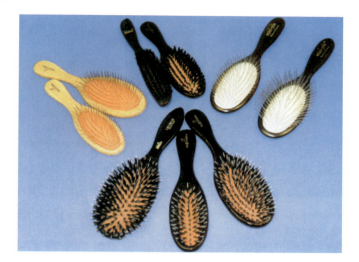

Figura 2.4 – Escova de cerdas: diferentes tamanhos e pontas.

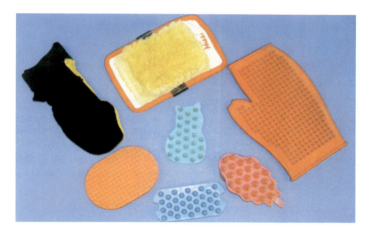

Figura 2.5 – Luvas e escovas de borracha e almofada para Terrier.

Pentes

Um bom pente multifuncional possui comprimento médio, com dentes de largura média em uma extremidade e mais fina na outra. Esse tipo de pente servirá para todos os tipos de pelagem, exceto a macia. Pelagens macias não devem ser muito penteadas, embora um pente para remover pulgas seja útil para retirar pêlos ultrafinos mortos. Para pelagens longas, por exemplo, em Bearded Collies (Pa-Dc2) ou Afghan Hounds (Ho-Si), trabalha-se melhor com pentes de dentes largos e maiores, que conseguem alcançar a pelagem interna (Figs. 2.6 e 2.7).

Assegure-se sempre de escovar completamente a pelagem antes de usar o pente, pois o pente puxará os pêlos emaranhados e causará desconforto para o cão (Figs. 2.8 e 2.9).

Imagine como se penteasse seu próprio cabelo – escove primeiro para remover os nós e depois passe o pente para deixá-lo completamente desembaraçado.

18 Equipamentos e Técnicas

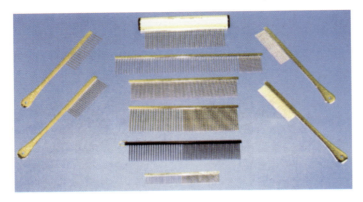

Figura 2.6 – Pentes com ou sem cabos: observar a ampla variedade de comprimento dos dentes.

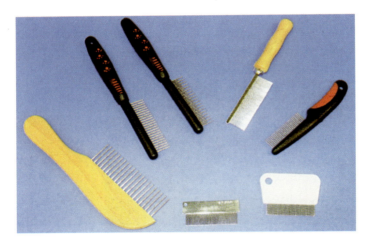

Figura 2.7 – Pentes, desde dentes largos até próximos e curtos. Há também um pente para remover pulgas.

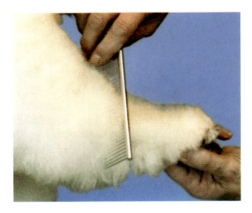

Figura 2.8 – Utilização do pente para a checagem pós-escovação.

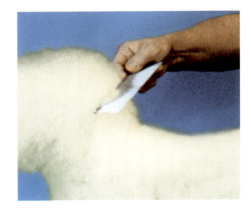

Figura 2.9 – Utilização do pente para levantar e separar uma pelagem do tipo lã.

Equipamentos Desemboladores de Pêlos

Vários equipamentos desemboladores de pêlos estão disponíveis no mercado (Fig. 2.10), mas o preferido pela maioria dos tosadores profissionais é o Mikki Mat Breaker. Ao utilizar um desembolador, lembre-se de que os dentes são navalhas e podem cortar a pele. Sempre use o desembolador para desfazer os nós e não para arrancá-los. Em pelagens severamente emboladas, pode-se tentar utilizar a escova para abrir os nós e facilitar a desembolação; então, passa-se a escova novamente para remover os nós. Deve-se tomar cuidado com a região ao redor das orelhas, especialmente em raças como o Cocker Spaniel (Gu-Si), pois é muito fácil lesar a pele nessa área. Nos casos em que os nós estão muito próximos à pele, nenhum equipamento desembolador conseguirá removê-los. Nesses casos, será muito mais seguro para o cão o uso da máquina de tosa (Fig. 2.11), diminuindo assim as chances de lesões.

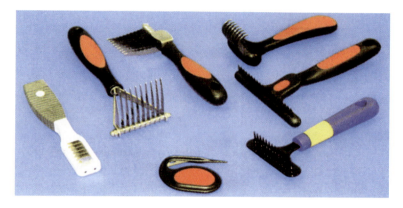

Figura 2.10 – Equipamentos desemboladores: ancinho, ferramentas laminadas e lâmina única.

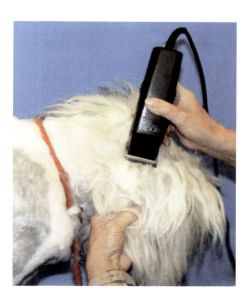

Figura 2.11 – Uso da máquina de tosa para a remoção de nós ao redor das orelhas.

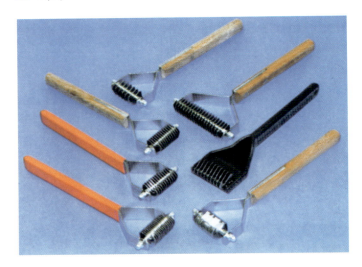

Figura 2.12 – Coat Kings (desemboladores): observe a variedade de tamanhos e tipos.

Desembolador do Tipo Coat King

O Coat King é um equipamento relativamente novo no mercado (Fig. 2.12). Foi desenvolvido para facilitar o trabalho do criador de cães e tosador profissional. Contém uma escala de lâminas trocáveis de diferentes tamanhos, desde o 6 ao 33. Existem várias lâminas mini e jumbo. Os dentes mais largos podem ser usados para desbastar pelagens de raças do grupo Dc1; os de tamanho médio são mais utilizados para pelagem sedosa que tenha ficado fofa, e os equipamentos de dentes estreitos são mais úteis para pelagem do tipo arame ou dura. Entretanto, deve-se tomar cuidado com o uso exagerado desse equipamento para não remover pêlos em excesso.

Equipamentos para Arrancar Pêlos (*Stripping*)

Pelagens de arame e algumas pelagens sedosas devem ser arrancadas manualmente para manter a textura e coloração corretas. Exemplos de raças em que se aplica essa técnica são o Airedale Terrier (Te-Wi), Schnauzer Gigante (Wo-Wi) e Setter Irlandês (Gd-Si).

Para arrancar os pêlos manualmente é melhor utilizar o dedo e polegar (Fig. 2.13): dessa forma, não são necessários equipamentos e não ocorrem cortes na pelagem.

Existe uma ampla variedade de facas para *stripping* (Fig. 2.14), embora o termo *faca* seja inadequado, pois esses equipamentos não devem cortar a pelagem, mas somente agir como um complemento da retirada manual.

Outros produtos necessários para *stripping* do pêlo são:

- Giz (Fig. 2.15) ou pó para puxar a pelagem de modo favorável e adequado.
- Pedras para *stripping* (Fig. 2.16) que ajudam a puxar ou arrancar a pelagem morta.
- Dedais de borracha (Fig. 2.17), que também auxiliam a segurar melhor o pêlo. Mesmo um par de luvas domésticas pode funcionar ao se recortar seus dedos.

> Ao realizar a técnica de arrancamento de dedos manual, mantenha a pele firme para assegurar o conforto do cão durante o procedimento.

Equipamentos e Técnicas 21

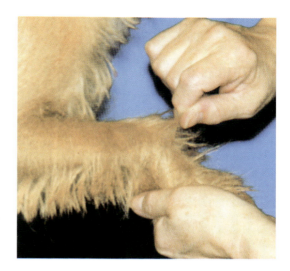

Figura 2.13 – Utilização do indicador e do polegar para puxar a pelagem.

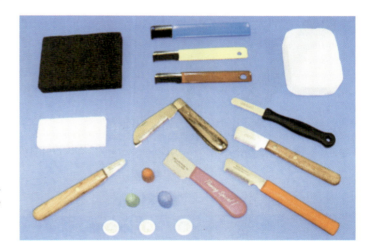

Figura 2.14 – Ampla variedade de facas para *stripping* e acessórios.

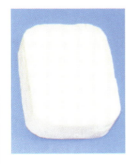

Figura 2.15 – Giz para *stripping*.

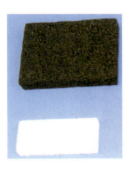

Figura 2.16 – Pedras para *stripping*.

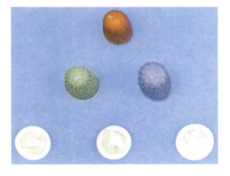

Figura 2.17 – Dedais.

22 Equipamentos e Técnicas

O objetivo dessa técnica é remover os pêlos mortos das camadas externa e interna. Lembre-se sempre de avaliar a pelagem para verificar quais os pêlos que precisam ser removidos.

Máquinas de Tosa

Existem muitos tipos e modelos de máquinas de tosa disponíveis no mercado (Figs. 2.18 a 2.22), e a aquisição depende da sua finalidade. Muitos tosadores profissionais preferem máquinas com uma gama de lâminas destacáveis.

As máquinas de tosa estão disponíveis em uma, duas ou várias velocidades; também há modelos sem fio. É importante adquirir uma máquina com peso adequado, que propicie conforto e segurança durante a manipulação; o que é adequado para uma pessoa pode não ser para outra. No mercado de animais de estimação, existem máquinas de tosa com lâminas de diferentes profundidades.

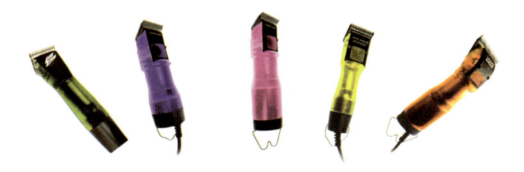

Figura 2.18 – Máquinas de tosa sem fio e coloridas para enfeitarem o salão.

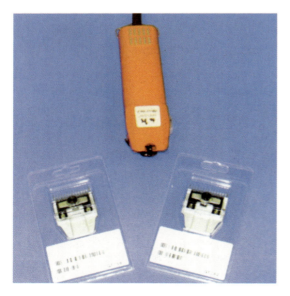

Figura 2.19 – Máquinas de tosa e lâminas Aesculap.

Equipamentos e Técnicas 23

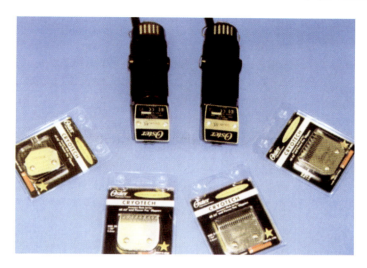

Figura 2.20 – Máquinas de tosa e lâminas Oster.

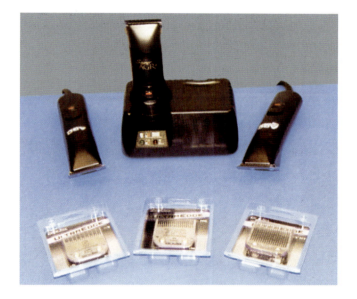

Figura 2.21 – Máquinas de tosa e lâminas Andis.

Recomendações para Manutenção das Máquinas de Tosa

Para manter a máquina:

- Escove e retire, regularmente, o pêlo das partes móveis – algumas vezes é necessário realizar essa operação durante o processo de tosa ao trabalhar com uma pelagem muito grossa.

24 Equipamentos e Técnicas

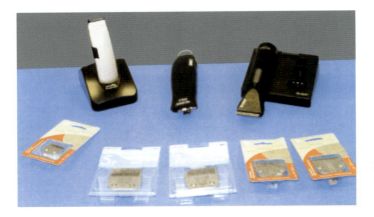

Figura 2.22 – Máquinas de tosa e lâminas Wahl.

- A manutenção profissional deve ser feita semestral ou anualmente, dependendo do uso e dos cuidados.
- Não dobre o cabo flexível da máquina, pois isto provocará falhas e rachaduras.
- Nunca derrube a máquina de tosa e não a deixe em ambientes úmidos.

Utilização das Máquinas de Tosa

Ao utilizar a máquina, pratique movimentos em diversos ângulos com o pulso e o braço. A máquina é utilizada não apenas para a tosquia do corpo do animal, mas também para áreas delicadas, como orelhas e virilha. Assim, são importantes confiança e flexibilidade ao tosar um animal. Ao segurar a máquina, tente manter o polegar no alto (Fig. 2.23, A e B), diminuindo

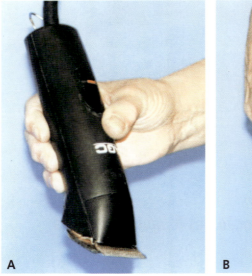
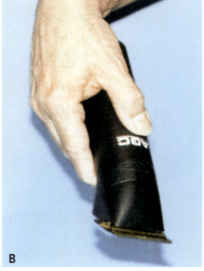

Figura 2.23 – (A e B) Formas de segurar a máquina de tosa com o polegar no alto.

Equipamentos e Técnicas 25

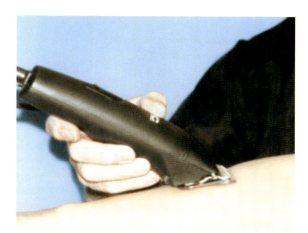

Figura 2.24 – Pratique mantendo a lâmina horizontal.

assim a tensão no pulso. Mantenha a mão razoavelmente baixa e distribua o peso nos dedos para facilitar o processo.

Permita que a máquina de tosa realize seu trabalho. Não force a lâmina contra a pelagem, pois isto irá danificar a lâmina, estragar o pêlo e pressionar as mãos e o pulso. A tosquia de uma pelagem limpa auxilia o processo. Ao trabalhar com uma pelagem suja, pode ser necessária a aplicação de uma leve pressão. Mantenha a superfície da lâmina na pelagem, mas não escave (Fig. 2.24), pois isto poderá causar cortes e danos a áreas mais sensíveis da pele.

Ao tosar a pelagem do corpo, existe apenas uma linha reta que é logo abaixo da coluna vertebral. O restante da tosa segue o "sentido do pêlo" e a forma do cão. Quando iniciar a tosa, faça da linha abaixo da coluna sua primeira linha e sobreponha as bordas, de modo que não seja esquecida nenhuma parte. Fique atento a todas as emendas naturais na base da orelha e ao redor do pescoço, onde o pêlo cresce em diferentes direções (Figs. 2.25 e 2.26). Caso seja realizada uma

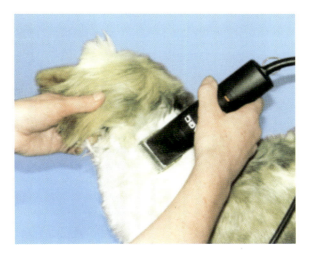

Figura 2.25 – Emenda natural na base na orelha.

26 Equipamentos e Técnicas

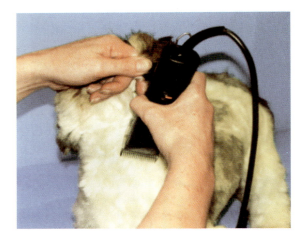

Figura 2.26 – Mudança de sentido do crescimento do pêlo.

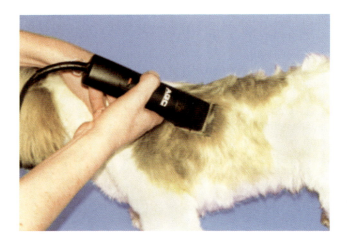

Figura 2.27 – Tose a área da caixa torácica em linhas menores.

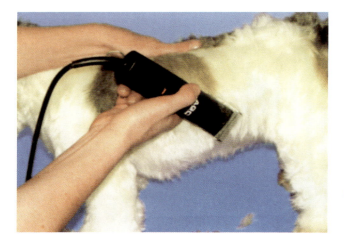

Figura 2.28 – Não escave com a lâmina.

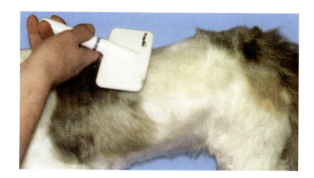

Figura 2.29 – Escove no sentido contrário ao do crescimento do pêlo e tose novamente.

tosa incorreta dessa área, poderá parecer que há falta de pêlo e estragar o acabamento. Quando for trabalhar ao redor das áreas das costelas, tose em linhas menores e não enterre a lâmina, pois isto deixará marcas (Figs. 2.27 e 2.28).

Muitas tosas seguem a direção de crescimento da pelagem, mas pode-se inverter a lâmina em alguns casos, particularmente ao aparar a pelagem da cabeça (isto é explicado em pormenores nos guias individuais de cada raça, ver Cap. 11). Finalmente, para se conseguir um bom acabamento com a máquina, escove levemente no sentido contrário ao do crescimento do pêlo (Fig. 2.29) e tose de novo. Isto assegurará um acabamento regular.

Lâminas

As lâminas podem ser adquiridas em diversos tamanhos, dependendo da máquina de tosa. Lâminas destacáveis são comumente utilizadas por tosadores profissionais, que precisam tosar uma variedade de raças, em diversos estilos. Alguns tipos de lâminas adaptam-se a diversas máquinas. Entretanto, é melhor comprar a lâmina correspondente à máquina para assegurar um melhor desempenho.

As lâminas devem ser mantidas limpas, afiadas e lubrificadas para garantir um bom acabamento na pelagem. Caso a lâmina seja utilizada em uma pelagem "áspera" ou "suja", ela ficará sem corte muito mais cedo. Muitas lâminas são feitas de diversos metais ou componentes de cerâmica, que precisam ser mantidos livres de pêlos. Se a pelagem ficar retida entre os dentes, a lâmina não cortará de forma adequada. Para limpar e lubrificar, separe cuidadosamente as duas lâminas, usando uma pequena escova, como uma escova de dente, para remover todos os pêlos. As lâminas podem ser lubrificadas tanto gotejando óleo quanto usando *spray* com produtos completos e modernos, em intervalos regulares durante o trabalho, para mantê-las frias, lubrificadas e desinfetadas. Esses produtos são de fácil e conveniente utilização. Segure sempre a máquina de tosa com a lâmina para baixo e espalhe o produto específico nos canais entre as duas placas das lâminas. Pare a máquina após alguns segundos e retire o excesso de óleo com um pano macio. Caso esteja trabalhando com uma pelagem suja ou emaranhada, realize esse processo com mais frequência, pois a lâmina estará trabalhando em condições pesadas.

Ao lavar as lâminas, nunca as deixe submersas por mais de poucos minutos. Sempre retire o resíduo e seque a lâmina. Para evitar a corrosão, use uma gota de óleo antes de guardar ou usar a lâmina. Caso contrário, a lâmina poderá se oxidar e durar menos. A melhor manutenção para as bordas das lâminas é usá-las somente em cães limpos e com pêlo desembolado.

Lâminas com dentes quebrados são perigosas e nunca devem ser usadas, pois podem cortar ou arranhar a pele. As lâminas não devem ser separadas e sempre ser afiadas por profissionais. Deve-se tomar cuidado para não deixá-las cair, pois a batida pode quebrar os dentes. Sempre guarde a

28 Equipamentos e Técnicas

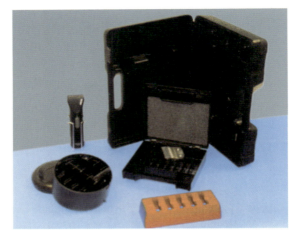

Figura 2.30 – Transportadores de lâminas para guardá-las com segurança.

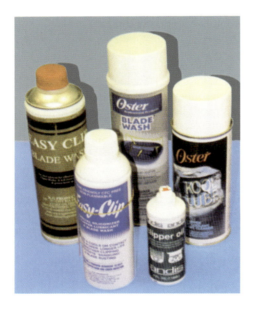

Figura 2.31 – Produtos de manutenção para lâminas e máquinas de tosa.

lâmina em locais bem secos para evitar a oxidação (Fig. 2.30). A Figura 2.31 mostra diferentes produtos para manutenção de lâminas.

Ao tosar, monitore a temperatura da lâmina, pois esquenta rapidamente, especialmente no verão. Se a lâmina estiver quente, sem corte ou friccionar a pelagem, podem ocorrer "alergias de tosa". As reações alérgicas à tosa resultam em irritação e feridas na pele do cão. Isto também pode ocorrer ao usar lâminas muito finas para a pele do cão. Algumas vezes a reação alérgica não aparece no momento da tosa, podendo ocorrer mais tarde.

Os tamanhos das lâminas que aparecem neste livro são os das máquinas mais comumente utilizadas: Oster, Wahl, Laube e Andis.

Acessórios para Pente

Esses pentes plásticos combinam-se à lâmina para aumentar a área de corte. Eles são comercializados em diferentes larguras e podem ser úteis para criar rapidamente um estilo. Entretanto, o acabamento é muito melhor com tesouras ou instrumentos que tiram o volume, embora alguns tosadores profissionais não concordem. Seu uso é mais apropriado em pelagens limpas e secas com secador.

Tesouras

Tesouras de vários tipos e tamanhos estão disponíveis para tosa. Os três principais tipos são: retas, curvas e de desbaste. O melhor é ter uma tesoura pequena para áreas delicadas, como, por exemplo, ao redor das orelhas e patas, uma tesoura para cortes em geral e, caso a pelagem do cão requeira uma tosa uniforme ou com menos volume, uma tesoura de desbaste.

Tesouras são ferramentas muito individuais quanto ao tamanho e formas, pois influenciam na adaptação às mãos do manipulador. As mãos das pessoas são diferentes e, por essa razão, uma tesoura pode ser confortável para um indivíduo, mas não para outro. Canhotos não necessariamente precisam de tesouras especiais. Muitos vendedores deixam experimentar as tesouras antes de comprá-las para checar se estão adequadas ou não ao manipulador. Como o corte é a técnica mais importante para o tosador profissional, é fundamental encontrar uma tesoura ideal para você.

As tesouras possuem diversos tamanhos (Figs. 2.32 e 2.33), formas e preços, mas, nesse caso, preço é qualidade. Inicie sua coleção de tesouras com uma redonda de boa qualidade, que custa entre R$ 100 e 200 (£ 30 e 40). À medida que se adquire mais confiança e prática, pode-se aumentar a coleção para elaborar diferentes cortes. Boas tesouras de acabamento podem ser caras, mas são muito importantes.

O metal utilizado na fabricação e as bordas de corte definem se a tesoura é apropriada para aparar pelagens grossas ou para acabamentos mais refinados. Sempre antes de adquirir uma tesoura é necessária uma boa pesquisa. As tesouras devem ser armazenadas e cuidadas corretamente. Há uma variedade de estojos para tesouras (Fig. 2.34), e deve-se guardar apenas uma tesoura em cada estojo. As tesouras não devem ser guardadas de cabeça pra cima em frascos, pois o contato com a base pode danificar a ponta.

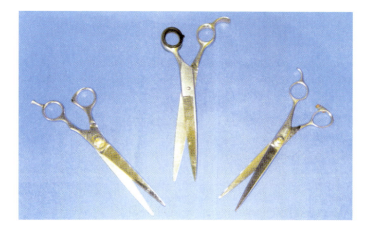

Figura 2.32 – Tesouras.

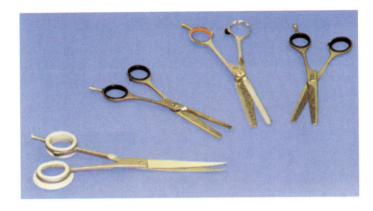

Figura 2.33 – Tesouras curvas e de desbaste.

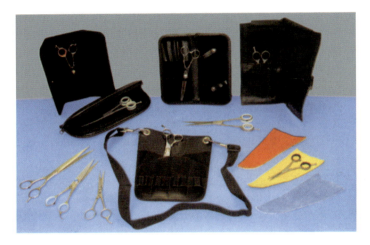

Figura 2.34 – Estojos para guardar adequadamente as tesouras.

Nunca se deve derrubar as tesouras; caso isso aconteça, leve-as para verificação por um profissional. As tesouras devem ser vistoriadas e afiadas por profissional competente. Tesouras caras e de precisão exigem vistoria e afiação. Tenha certeza de que o técnico é competente e entende suas necessidades. Se você é canhoto ou possui deficiência em algumas das mãos ou punhos, é importante avisar ao técnico para que ele acomode a tesoura a essas condições. Limpar e lubrificar a tesoura é essencial para manter o seu desempenho máximo. Coloque cuidadosamente um pouco de óleo nas lâminas e ao redor do pivô para manter as partes móveis livres. A Figura 2.35 mostra diferentes partes de tesouras para tosa. Lembre-se de passar um pano nas lâminas antes do uso. Cuidado! Tesouras profissionais são extremamente afiadas.

Utilização das Tesouras

A flexibilidade e o controle são fundamentais para se obter um acabamento uniforme e perfeito. O equilíbrio e a manipulação das tesouras são adquiridos com a prática, mas deve-se praticar muito! Pratique a manipulação da tesoura da seguinte forma:

- Equilibre-a na mão (Fig. 2.36) e coloque o final do terceiro dedo no orifício digital.

Equipamentos e Técnicas 31

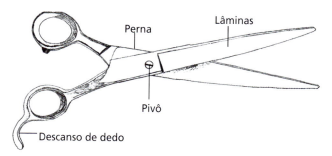

Figura 2.35 – Partes da tesoura de tosa.

- Descanse o dedo mínimo no local apropriado e equilibre o indicador e o terceiro dedo na perna da tesoura. A tesoura deve se adaptar à mão com equilíbrio e uniformidade.
- Coloque o final do polegar no outro orifício digital (Fig. 2.37). O polegar não deve segurar a tesoura, mas operá-la.
- Pratique movimentando apenas o polegar para operar as lâminas.

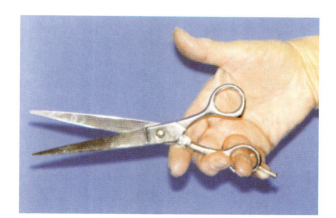

Figura 2.36 – Equilíbrio da tesoura na mão.

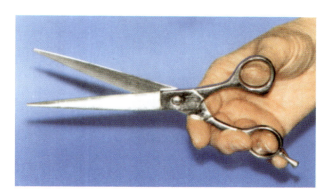

Figura 2.37 – O polegar opera a tesoura.

Exercícios com a Tesoura

Raramente o animal é tosado apenas em linha reta, por isso é necessário praticar como usar a tesoura da melhor maneira possível. Os exercícios a seguir podem auxiliar na utilização adequada da tesoura.

Mantenha seu braço em linha reta para baixo ao seu lado (Fig. 2.38) e, enquanto move o polegar, traga seu braço para cima mantendo o nível dos ombros e a tesoura paralela ao assoalho, com o pulso em posição relaxada (Fig. 2.39). Imagine-se tosando formas diferentes, por exemplo, quadrados e círculos; isto auxiliará no desenvolvimento da destreza. Concentre-se em manter a tesoura sempre no mesmo nível e uniforme (Figs. 2.40 e 2.41). Um tosador habilidoso apara com a tesoura utilizando os movimentos de todo o seu corpo e não apenas com os braços. Portanto, é necessário aprender a se equilibrar a partir dos pés e movimentar e curvar o corpo (Fig. 2.42) para observar a correta linha a ser aparada. O tosador iniciante tem dificuldade em equilibrar a tesoura, o que resulta num corte irregular. Para diminuir esse problema, lembre-se de abrir bem a tesoura e mover delicadamente o polegar (Fig. 2.43).

Concluindo, a tosa é uma arte que exige tempo para se atingir excelentes resultados. Não espere resultados imediatos: poucas pessoas nascem com o dom natural e lembre-se de que a prática leva à perfeição.

Cortadores de Unha

Existem basicamente dois tipos de cortadores de unhas: guilhotina ou tesoura/alicate (Fig. 2.44). A escolha é inteiramente sua.

Os cortadores possuem diferentes tamanhos, que se adaptam aos vários tamanhos de unha e, caso você queira se tornar um tosador profissional, deverá adquirir mais de um. Isto se observa quando se depara com uma unha retorcida (unha saca-rolha), que não pode ser aparada com guilhotina ou alicate sem corte. Um cortador especial para unhas, com terminação em ponta, será

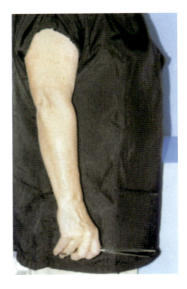

Figura 2.38 – Primeiro exercício com a tesoura.

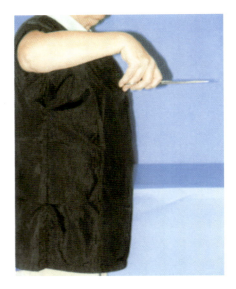

Figura 2.39 – Segundo exercício com a tesoura.

Equipamentos e Técnicas 33

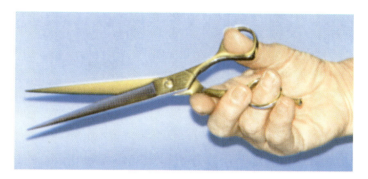

Figura 2.40 – Terceiro exercício com a tesoura.

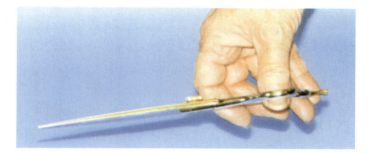

Figura 2.41 – Quarto exercício com a tesoura.

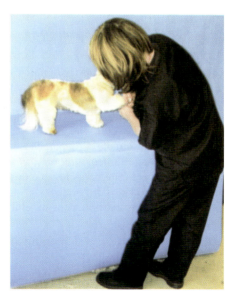

Figura 2.42 – Postura para a tosa.

34 Equipamentos e Técnicas

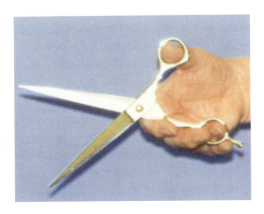

Figura 2.43 – Abertura total da tesoura, utilizando-se o polegar.

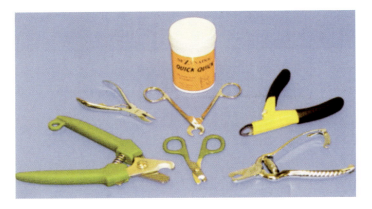

Figura 2.44 – Cortadores de unha e coagulante.

necessário nesse caso, mas deve-se tomar muito cuidado para não lesionar o coxim. Não importa o tipo de cortador de unha utilizado, o importante é usá-lo de maneira adequada (ver Cap. 3).

Cuidados com a Orelha

Ter cuidados com as orelhas é fundamental durante a preparação do cão, tanto para o dono do animal quanto para o tosador profissional. As ferramentas requeridas são os dedos e uma pinça sem ponta cortante ou hemostática (Fig. 2.45) para remover pêlos que crescem no canal auditivo (Fig. 2.46) (ver Cap. 3, para o procedimento de cuidados das orelhas). Os talcos podem auxiliar na aderência do pêlo, mas não podem ser utilizados em excesso, pela possibilidade de obstruir os ouvidos.

Caixa de Instrumentos

É útil manter todos os utensílios e equipamentos juntos para facilitar o acesso e a organização. Uma caixa específica para essa finalidade pode ser utilizada (Fig. 2.47) ou pode-se procurar uma caixa que se adapte às necessidades, com um custo mais baixo. Um carrinho para tosa pode auxiliar bastante no salão.

Equipamentos e Técnicas 35

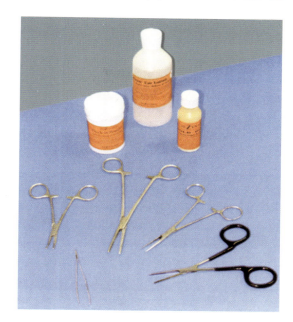

Figura 2.45 – Produtos e utensílios para limpeza de orelha.

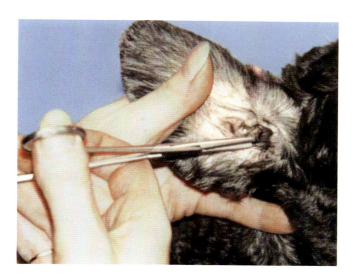

Figura 2.46 – Remoção de pêlos da orelha.

Contenção

Enquanto se trabalha com um cão, é importante manter o controle, seja no salão, durante uma apresentação ou numa situação profissional. Existem vários métodos de contenção, de coleiras e coletes a focinheiras (Fig. 2.48). Entretanto, o melhor método de contenção é criar uma relação de confiança com o cão.

36 Equipamentos e Técnicas

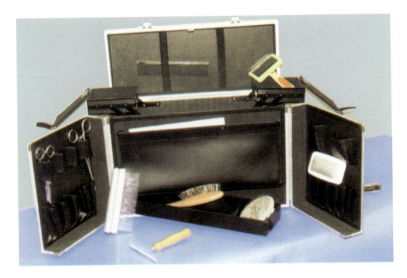

Figura 2.47 – Caixa de instrumentos.

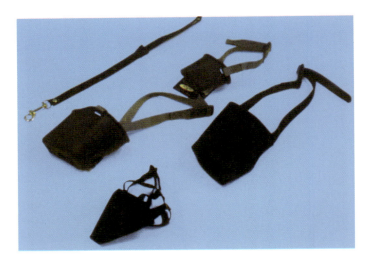

Figura 2.48 – Contenções e focinheiras.

Ao utilizar um método de contenção, deve-se considerar temperamento, idade e condição de saúde do cão. Se amarrar um cão, nunca o deixe desacompanhado na mesa, pois ele pode tentar saltar, ficar pendurado na própria coleira e se enforcar.

Tosadores profissionais em geral usam instrumentos de contenção feitos de náilon, pois eles secam rapidamente se molharem e podem ser cortados de imediato se o animal neles se enrolar. A focinheira pode ser utilizada para impor respeito ao cão. Muitos cães que mordem possuem uma razão para fazê-lo, como, por exemplo, estado de nervosismo ou dor. Poucos cães têm temperamento ruim.

A contenção do tipo Halti pode ser usada, mas uma pessoa deverá segurar a cabeça, do animal, assim sua utilização é impossível quando se trabalha por conta própria.

Mesas de Tosa e Bancos de Trabalho

A escolha de uma mesa de tosa é um ponto muito importante a ser considerado. O que se espera da mesa? Existem basicamente três tipos:

- Elétrica (Figs. 2.49 e 2.50).
- Hidráulica.
- Estática (Fig. 2.51).

Se você tosa somente seu próprio cão, uma mesa estática é a opção mais barata. Entretanto, se pretende seguir carreira como tosador profissional, então será necessária uma mesa de tamanho ajustável (Fig. 2.50), que suprirá melhor suas necessidades. A mesa deve ter um ótimo apoio e possuir superfície antiderrapante para manter o cão confortável e em segurança. Muitas mesas possuem uma boa estrutura, que é essencial para o desempenho das atividades do profissional.

Os bancos (Fig. 2.52) auxiliam bastante durante o trabalho. Geralmente, o tosador levanta-se ao tosar um cão, porém descansar num banco pode aliviar a pressão nas costas e pernas.

Lubrificação dos Equipamentos

Todos os tipos de equipamentos devem ser mantidos limpos e lubrificados de acordo com as recomendações do fabricante. Num salão, a oxidação pode ser um problema sério. Um desumidificador é um bom investimento e pode aumentar a vida útil dos equipamentos.

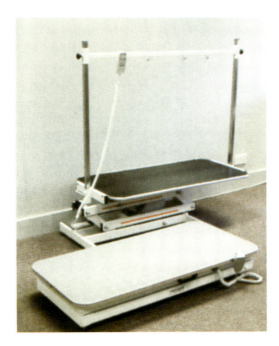

Figura 2.49 – Mesa elétrica (nível mais baixo).

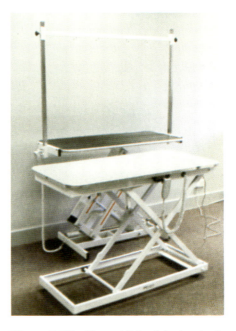

Figura 2.50 – Mesa elétrica (nível mais elevado).

38 Equipamentos e Técnicas

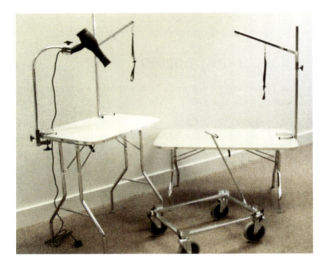

Figura 2.51 – Mesas estáticas e com rodas.

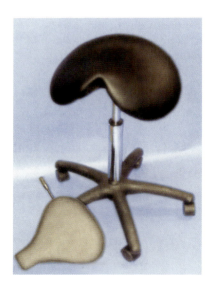

Figura 2.52 – Banco móvel, com a possibilidade de escolher o acento.

Esterilização

A esterilização por raios ultravioleta (UV) é o método preferido. Recomenda-se esterilizar cada item após cada cão, particularmente se o tosador suspeitar de alguma doença contagiosa. Pelo menos equipamentos como escovas, pentes, pinças e outros de contato direto devem ser esterilizados ao final de cada dia de trabalho. Se esterilização com pulverização de fluidos for usada, os equipamentos deverão ser completamente secos e, então, lubrificados para prevenir a oxidação.

Equipamentos e Técnicas 39

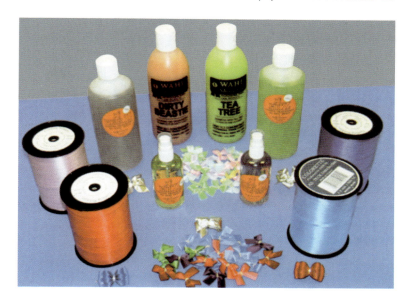

Figura 2.53 – Laços, fitas e perfumes.

Toque Final

Muitos proprietários ou tosadores profissionais gostam de colocar laços e perfumes como toque final (Fig. 2.53), no cão de banho tomado e recém-tosado. Existem muitos acessórios disponíveis para compra. Uma coleira decorada e um laço podem ser suficientes ou, em casos extremos, tiaras, camisetas ou mesmo bandanas. Qualquer que seja o acessório escolhido, lembre-se de que um cão é um cão e não um boneco para ser vestido.

Preliminares da Tosa e Cuidados Gerais

Deve-se ter em mente que, é cada vez que se manipula um animal, seu estado de saúde estará sendo avaliado. Um animal saudável é alerta, pronto para o exercício, observa os humanos constantemente no seu ambiente e geralmente cria alguns hábitos. A mudança de hábitos e comportamento pode significar algum problema. Um animal saudável não possuirá nenhuma destas características:

- Odores novos e desagradáveis.
- Secreção bucal, nasal, ocular, auditiva, corporal ou urogenital.
- Perda de apetite (Fig. 3.1).
- Polidipsia e poliúria.
- Diarréia ou vômito.
- Dificuldade em se movimentar.
- Problemas respiratórios.
- Relutância em realizar exercícios (Fig. 3.2).

Muitos animais sentem-se ameaçados fora do ambiente onde vivem. Sinais de ansiedade e estresse nos animais incluem:

- Salivação excessiva.
- Rangido de dentes.

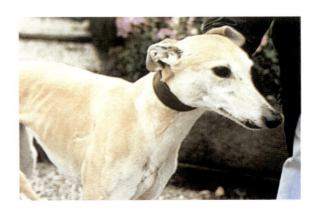

Figura 3.1 – Um Greyhound com perda de dentes dificultando a alimentação.

42 Preliminares da Tosa e Cuidados Gerais

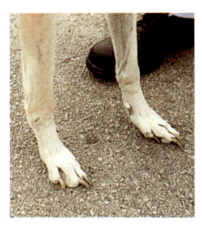

Figura 3.2 – Um Greyhound com unhas muito longas, em razão da impossibilidade de realizar exercícios.

- Agressividade/medo.
- Respiração ofegante/palpitante.
- Pulso e freqüência cardíaca aumentados.
- Membranas mucosas pálidas.

Caso um animal possua problemas de saúde, ele poderá apresentar um ou mais dos sinais citados anteriormente quando em ambientes desconhecidos. Leve isto em consideração ao manipular um animal e, caso observe algum problema, relate o fato ao proprietário.

A preparação poderá ser um evento diário e/ou semanal para o proprietário, dependendo do tipo de pelagem do cão ou do gato. Um gato que troca os pêlos durante a primavera necessita de cuidados especiais por parte do proprietário, especialmente se tiver uma pelagem longa ou semilonga. Caso contrário, o animal poderá engolir pêlos soltos ao lamber-se, formando uma bola de pêlos, o que irá requerer cuidados veterinários.

A tosa dá a oportunidade de checar e observar a saúde do animal. No salão de tosa, uma abordagem sistemática do animal deverá ser realizada como explicado nas seções seguintes.

Olhos

Os olhos devem estar brilhantes e sem secreções. A terceira pálpebra, também conhecida como membrana nictitante, deve permanecer na posição normal (isto é, abaixo da pálpebra inferior, visível apenas no canto interno do olho). Idealmente, os olhos devem ser limpos antes da tosa. Retire as secreções ou crostas secas da seguinte forma:

- Apóie gentilmente a cabeça do animal e, com um pedaço de algodão umedecido com água morna, limpe a secreção do canto interno do olho, de cima para baixo, da pálpebra superior para o focinho (Fig. 3.3).
- Vire o algodão após completar o movimento para não devolver o material seco para o canto interno do olho. Repita o movimento se necessário.
- Finalmente, limpe toda a área palpebral na direção da pelagem.
- Descarte o algodão umedecido utilizado no primeiro olho e comece novamente o processo no outro olho, com um novo pedaço de algodão umedecido.

Preliminares da Tosa e Cuidados Gerais 43

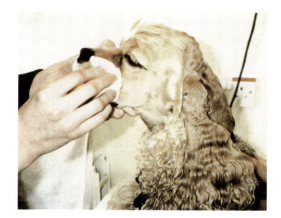

Figura 3.3 – Apóie a cabeça do animal enquanto limpa os olhos.

Orelhas

As orelhas devem estar livres de cera e pêlos. Devem possuir coloração rósea e sem odores. Verifique os sinais de desconforto, cheiro ou relutância do animal durante o exame do ouvido (Fig. 3.4), como descrito a seguir:

- Levante a orelha gentilmente para abrir o canal auditivo.
- Umedeça um pedaço de algodão com água morna e limpe a cera ou as sujeiras do canal auditivo (Fig. 3.5). Esse procedimento pode requerer mais de um pedaço de algodão umedecido.
- Repita a operação para incluir a seção cartilaginosa externa da orelha. Gentilmente limpe entre os vãos da cartilagem e, então, seque o local.
- Se necessário, arranque os pêlos longos de dentro do canal auditivo usando somente seus dedos. Segure a orelha, levante-a e prenda-a acima da cabeça. Isto protege o canal auditivo ao fechá-lo e, ao mesmo tempo, fornece uma visão clara do ouvido externo.
- Puxe somente alguns pêlos ao mesmo tempo, com movimentos rápidos e firmes (Fig. 3.6).

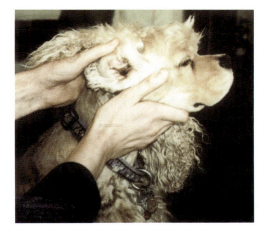

Figura 3.4 – Exame da orelha.

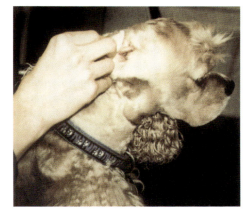

Figura 3.5 – Limpe a cera do canal auditivo externo.

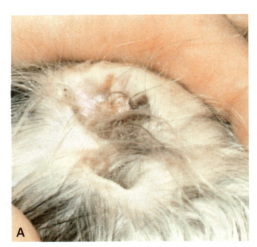 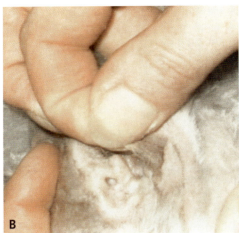

Figura 3.6 – (A) Pêlos no ouvido. (B) Arrancando pêlos do canal e parte externa do ouvido.

Hastes de algodão (quando utilizadas) não devem ser colocadas dentro do canal. Caso o animal mova a cabeça, o tímpano pode ser lesionado. Hastes só devem ser usadas no canal auditivo externo para limpar a cera que possa estar solta no canal.

> *Pêlos* podem reter cera, que normalmente sairia para o canal externo do ouvido com o balançar da cabeça. A cera atrai parasitas, como a sarna (*Otodectes*), que podem levar à infecção (ver Cap. 8).
> Utilize pós *somente* ao redor do canal auditivo externo, pois o material, se umidificado, forma uma pasta, que poderá se mover para dentro e bloquear o canal auditivo.

Boca

É importante checar se a gengiva e a língua estão róseas (exceto nas raças com gengiva e língua pigmentada, como o Chow Chow) ou parcialmente róseas com áreas pigmentadas. A gengiva deve estar bem definida ao redor de cada dente, sem comida ou outro material aderido a ela (Fig. 3.7). A gengiva não deve estar sensível ou inflamada (gengivite) e não deve haver odores incomuns no hálito.

Verifique se os dentes não estão lesionados e se possuem a coloração esbranquiçada normal, sem depósitos de tártaro. O uso regular de pasta de dente para animais de estimação, se estes permitirem, pode auxiliar na prevenção da formação de tártaro. Escove gentilmente os dentes usando escova, pasta ou, alternativamente, uma escova de dedo na superfície externa dos dentes superiores e inferiores. A remoção do tártaro deve ser realizada por um médico veterinário. Relate essas observações ao proprietário.

- Antes de escovar os dentes *conheça o temperamento do animal*.
- Nunca esqueça que os dentes dos cães e dos gatos são destinados a matar suas presas e destrinchar a carne.
- Inicie a limpeza dos dentes de um animal enquanto ele é novo, pois assim esse processo fará parte da rotina durante a vida dele.

Preliminares da Tosa e Cuidados Gerais 45

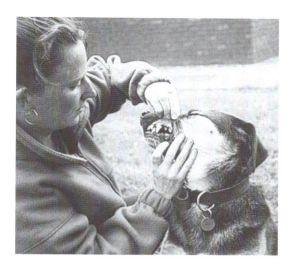

Figura 3.7 – Exame da gengiva e dos dentes.

Cuidados Faciais

Cuidados especiais são necessários em raças com dobras na pele da face, como o Shar Pei ou Pug. Para prevenir a inflamação e infecção cutâneas é fundamental manter as dobras limpas e secas, como descrito a seguir:

- Limpe a pele com algodão umedecido em água morna.
- Limpe toda a face na mesma direção do pêlo, trocando o algodão sempre que necessário (Fig. 3.8).
- Seque cada dobra por vez.
- Enquanto limpa, verifique sinais de vermelhidão em cada dobra; registre e relate caso encontre algum.
- Verifique o restante da face e procure parasitas, erosões/protuberâncias e qualquer tipo de alteração cutânea.

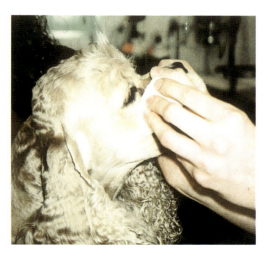

Figura 3.8 – Limpeza da face com algodão umedecido.

Cuidados com Unhas e Garras

As patas devem estar bem limpas ao redor da inserção da unha, com as unhas em contato com o chão. O excesso de pêlos deve ser cortado curto entre os coxins e as unhas para prevenir que farpas e pedaços de grama penetrem na pele e causem inflamação ou infecção.

As unhas com pigmentação preta tendem a possuir a base mais longa, então não devem ser cortadas excessivamente. A área dentro da unha, não visível, é chamada de base da unha, ou parte viva, e contém vasos sanguíneos e nervos.

Os cães possuem quatro dedos em cada pata, e cada dedo possui um coxim e uma unha. Alguns animais possuem unhas ligeiramente acima das outras, na parte interna da perna, condição que se denomina "dedos de lobo". Algumas raças possuem dedos extra ou supranumerários, como Terra Nova e Pirineu das Montanhas. Cães ativos e saudáveis não necessitam cortar as unhas com freqüência. As unhas se desgastarão naturalmente com o uso diário e ficarão pouco aparentes ou apenas tocarão o chão quando o cão estiver na posição normal. As exceções são os "dedos de lobo", que podem invadir o coxim se não forem cortados (embora cresçam lentamente na maioria das raças).

Os gatos possuem cinco dedos nas patas anteriores e quatro nas posteriores. Cada dedo possui uma garra, que permanece retraída grande parte do tempo. Algumas vezes, as garras do gato requerem atenção, particularmente em animais mais velhos.

O procedimento para cortar as unhas dos cães e as garras nos gatos é o seguinte:

- Contenha e tranqüilize o animal antes e durante o procedimento.
- Separe cada pata e inspecione a área entre os dedos.
- Escolha o cortador de unha apropriado (Fig. 3.9).
- Inspecione cada pata, identificando as unhas e garras que exigem atenção especial. Aperte levemente cada dedo com o polegar e o indicador, posicionados acima e abaixo do dedo, respectivamente, para estender as unhas ou garras.
- Localize a parte viva (suprimento sanguíneo e nervos).
- Corte no limite da parte viva (somente quando necessário), removendo somente a ponta da unha ou garra (Fig. 3.10).
- Lixe as bordas ásperas com uma lixa de unha.

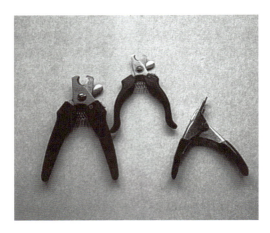

Figura 3.9 – Selecione o cortador de unhas correto.

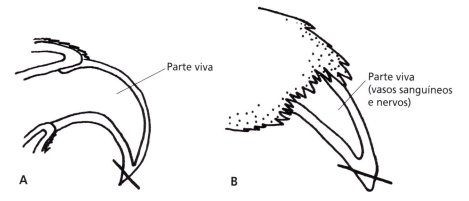

Figura 3.10 – (A e B) Corte da unha: corte abaixo da "parte viva", de forma a remover somente a ponta da unha.

Deve haver um lápis hemostático ou outro agente anticoagulante à mão para estancar qualquer sangramento, no caso de se atingir a parte viva da unha.

Glândulas Anais

As glândulas anais estão situadas em ambos os lados do ânus, posicionadas a quatro e oito horas, com seus ductos levando à abertura do ânus (Fig. 3.11). A secreção das glândulas anais possui um odor desagradável e os animais a utilizam como ferormônios para demarcar território. Ocasionalmente, um ducto pode ser bloqueado e o saco anal precisa ser esvaziado. Se o cão for visto lambendo a região anal ou arrastando-a no chão, isto pode significar que as glândulas estão causando irritação e desconforto e necessitam ser esvaziadas.

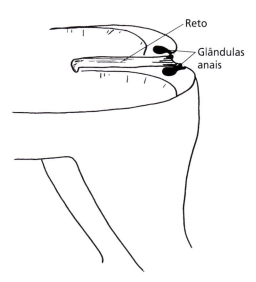

Figura 3.11 – Diagrama ilustrando a posição das glândulas anais.

48 Preliminares da Tosa e Cuidados Gerais

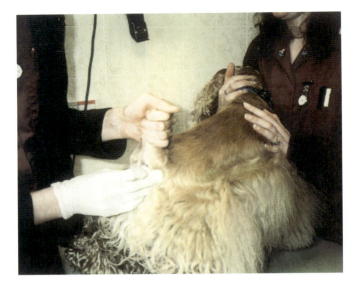

Figura 3.12 – Uma pessoa contém o cão e o operador segura o rabo enquanto esvazia as glândulas anais.

Se, em um exame antes do esvaziamento, as glândulas estiverem avermelhadas, inchadas ou doloridas, não é recomendável esvaziá-las, mas instruir o proprietário a levar seu animal ao médico veterinário. Durante o processo, é importante que uma pessoa segure o animal para que a outra pessoa esvazie as glândulas com segurança. O procedimento para esvaziar as glândulas está descrito a seguir:

- Vista luvas (isto é importante para proteção da pessoa que esvaziará as glândulas).
- Coloque um pedaço de algodão na palma de uma das mãos.
- Levante a cauda do cão com outra mão (Fig. 3.12).
- Segure o pedaço de algodão na região anal.
- Posicione o terceiro dedo e o polegar em cada lado do ânus e aperte-o, empurrando gentilmente em direção ao ânus. Ao mesmo tempo, aperte para cima com os outros dedos parcialmente atrás da glândula anal para esvaziar seu conteúdo.
- Limpe a região anal e descarte o algodão utilizado.

Durante o exame pré-tosa do animal descrito anteriormente, é interessante notar algumas mudanças como:

- Perda de pêlos e localização.
- Mudanças na coloração da pelagem.
- Proeminências causadas por alterações musculares e no tônus da pele.

Em algumas doenças, a pele pode parecer fina, com a superfície dos vasos sanguíneos aparentes. A pele pode ser facilmente ferida, apresentando pontos hemorrágicos (pontos roxos) embaixo da superfície epitelial (hematomas). A perda de pêlos (alopecia) pode variar de pouca à completa perda em partes inteiras do corpo do animal. Registre e relate ao proprietário qualquer alteração observada.

Causas da Perda de Pêlos

- *Alopecia simétrica do felino*: esse processo também é conhecido como alopecia hormonal felina e pode ser observado em gatos castrados, ocorrendo queda de pêlos inicialmente ao redor da região anal e, subseqüentemente, nas áreas abdominais e inguinais.
- *Tumor nas células de Sertoli*: trata-se de tumor testicular observado em cães de meia-idade e idosos. A perda de pêlos é observada bilateralmente nos flancos, na região anal, no abdome e na virilha.
- *Parasitas externos*: a perda de pêlos associadas a parasitas geralmente é observada em áreas localizadas, onde o animal coça, por exemplo, parasitas superficiais/subsuperficiais (pulgas, sarnas e carrapato). A perda de pêlos causada por infecções fúngicas (dermatófitos ou esporos fúngicos) surge em áreas circulares. As áreas afetadas são avermelhadas e com bordas elevadas.
- *Calosidades*: são localizadas, principalmente, no cotovelo e na região do jarrete de cães pesados e causadas pela pressão excessiva de superfícies duras em contato com essas áreas. A perda de pêlos e o engrossamento da pele também são observados.

Nódulos e Massas

Um tumor é o aumento anormal de um tecido e ocorre quando o crescimento e a divisão celulares excedem os das células teciduais normais adjacentes. Os tumores podem aparecer em qualquer lugar do corpo (interno ou externo). Alguns possuem crescimento lento e, geralmente, são independentes ou possuem uma relativa mobilidade para tecidos vizinhos. Outros podem crescer rápida ou lentamente, não possuem forma independente e invadem tecidos locais.

Caso tenha aparecido algum tumor desde a última visita ao salão de tosa, registre-o e relate-o ao proprietário.

Tumores de Pele

- *Verrugas (papiloma)*: são tumores de células epiteliais observados tanto em cães como em gatos. Estão comumente localizados nos lábios, língua, pálpebras e orelhas.
- *Lipomas*: são tumores de adipócitos de superfície, observados em animais idosos ou obesos. Eles se movimentam quando a pele acima deles é manipulada.
- *Cistos*: são dilatações que contêm fluido (sem sangue ou pus). A forma mais comum aparece quando a glândula secretora da pele fica bloqueada, impedindo que o líquido escape através do ducto. Os cistos podem ser *sebáceos* ou *interdigitais*. Os cistos sebáceos são observados em animais idosos e estão situados na pele. O conteúdo é pegajoso e viscoso, fornecendo ao cisto uma consistência firme. Os cistos interdigitais são observados entre os dedos. Muitos contêm um corpo estranho (por exemplo, semente de grama).

Hérnias

A hérnia é uma elevação na pele e ocorre em certos locais do corpo, quando uma víscera ou tecido protubera a partir de uma abertura na parede abdominal. As hérnias não causam dor ao animal, exceto quando a víscera ou tecido está estrangulado. As hérnias são descritas segundo a sua localização:

- *Hérnia inguinal*: ocorre na virilha e pode conter o útero, intestino ou bexiga. É observada como um volume na virilha, que se estende para a vulva/região anal.

- *Hérnia umbilical*: ocorre no umbigo, sendo geralmente observada em animais jovens. À medida que o animal cresce, é menos provável que haja protrusão tecidual. Entretanto, se uma hérnia é ampla o bastante para levar à protrusão quando o animal cresce, aumentam os riscos de causar danos ao tecido e estrangular o suprimento sanguíneo.

Os animais que chegam para a tosa podem ter passado por uma cirurgia prévia. Pode ser útil manter registros das cirurgias de retiradas de tumores e das cirurgias corretivas, como ressecção aural (cirurgia da orelha), abertura uretral e laparotomia (linha cirúrgica visível no abdome). Geralmente, é mais fácil observar alterações no *petshop*, analisando-se os registros, em razão do intervalo entre as seções de tosa. Muitas mudanças podem ser insignificantes, entretanto algumas podem necessitar da avaliação do médico veterinário. Apesar dos registros, é sempre importante reexaminar rapidamente o animal para atualizar as informações e evitar áreas sensíveis e dolorosas. Exemplos de mudanças que podem ser observadas incluem:

- Mudança no peso.
- Aparecimento de massas ou nódulos ou aumento dos já existentes.
- Dor ao toque.
- Alterações na pele e pêlos.
- Dificuldades respiratórias.
- Obesidade.

> As boas práticas no salão de tosa que auxiliam o animal e o proprietário incluem:
> - Observação.
> - Registro.
> - Relato.

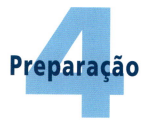

Preparação

Cães

Manipulação

Antes de qualquer procedimento de tosa, é importante entender a maneira mais adequada de lidar com um cão. A tosa deve ser prazerosa e recompensadora tanto para o animal quanto para o profissional, e não deve ser entendida como uma experiência torturante, fazendo com que o animal sinta medo. A chave é a linguagem corporal: a habilidade de entender os sinais básicos do cão melhora a capacidade do profissional.

Ao trabalhar com cães e gatos, lembre-se de que o animal:

- Não deve sentir medo ou se estressar.
- Não deve sentir dor, se lesionar ou adoecer.
- Não deve sentir fome e sede.
- Não deve sentir desconforto.
- Deve se expressar da forma mais natural possível.

Num salão de tosa, o terceiro item (ausência de fome e sede) não se aplica, mas a água deve estar disponível se necessário.

Iniciação da Tosa e da Manipulação no Cão

O instinto natural de um cão é proteger suas patas e abdome. Para a sobrevivência, os cães necessitam de boas patas para perseguir e apanhar suas presas e a abertura do abdome geralmente significa a morte para o animal. Por isso, é aconselhável iniciar a tosa em outras áreas do seu corpo. Caso um animal desconhecido vá em direção dessas áreas ou as toque, o cão entenderá isto como um ataque.

No caso de animais de estimação, a manipulação diária de todo o corpo, mesmo que apenas por 10min, fará com que ele confie mais em você. A introdução dos equipamentos de tosa deve ser feita aos poucos e de maneira firme. As Figuras 4.1 a 4.4 explicam como iniciar a tosa em um filhote. Caso o filhote tente morder ou latir, espere, mas continue a segurar o filhote delicadamente, mas de maneira firme. Se largar imediatamente o animal quando ele latir, ele aprenderá que, agindo dessa forma, o processo parará. Isto pode tornar impossível tosar o filhote quando for um animal adulto. Fique calmo durante todo o processo e segure as patas ou a barba – os latidos podem continuar por um tempo. Recomece a tosar em áreas de fácil acesso e trabalhe gradualmente em direção às áreas mais difíceis, agradando e acariciando o cão enquanto ele estiver calmo e aceitando o procedimento.

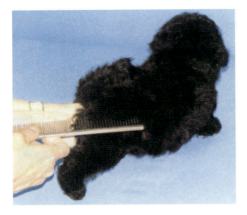
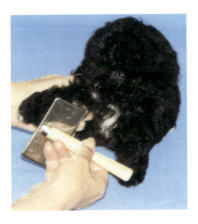

Figura 4.1 – Iniciação da tosa em um filhote: comece com as áreas mais fáceis.

Figura 4.2 – Trabalhe gradualmente as áreas difíceis.

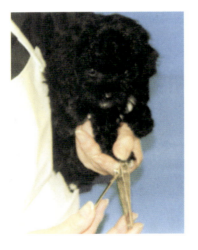
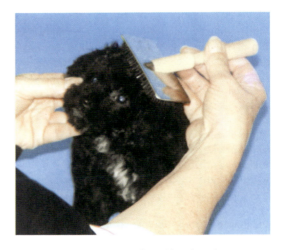

Figura 4.3 – Corte das unhas.

Figura 4.4 – Escovação dos pêlos da cabeça.

Interação Homem-Cão

O comportamento do cão em relação à pessoa pode ser de três formas:

- Ser amigável e gostar da interação.
- Permanecer em alerta para se defender quando for necessário.
- Ser medroso, procurando evitar a interação.

   Cães dóceis (Fig. 4.5) serão calmos, permitirão contato visual e se moverão com facilidade. O rabo geralmente estará em altura média e balançando relaxadamente na maior parte do tempo. Caso seja cumprimentado, o rabo permanecerá ligeiramente caído e ele poderá levantar a pata. As orelhas estarão relaxadas e baixas, procurando contato e baixando a cabeça para que seja acariciado.

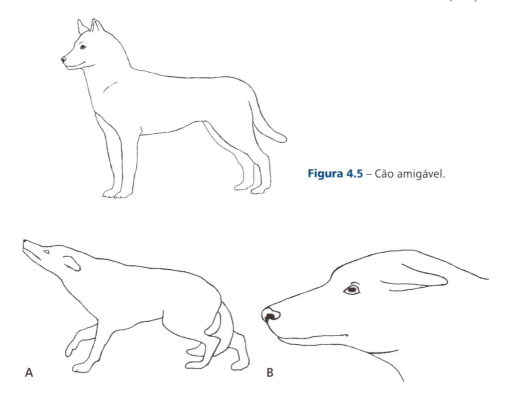

Figura 4.5 – Cão amigável.

Figura 4.6 – (*A*) Cão medroso. (*B*) Aproximação da cabeça.

Cães medrosos (Fig. 4.6, *A* e *B*) se movimentarão para longe do objeto temido, nesse caso o tosador e outros cães. Eles podem ficar com o rabo baixo e entre as patas. Rosnar pode ser o primeiro sinal de medo (mostrando os dentes com os lábios para cima) (Fig. 4.7). As orelhas podem ficar caídas em direção à cabeça, e o corpo, abaixado, evitando o contato visual. Os pêlos do pescoço poderão ficar eriçados, com o animal observando ao seu redor. Tome cuidado com movimentos lentos e rígidos e com farejo. O cão latirá sem ritmo e as glândulas anais se esvaziarão ou o animal poderá urinar.

Cães alertas (Fig. 4.8) estão sempre prontos para se defender. Eles farejarão intrusivamente – "de forma marcante". O contato visual pode ser longo e firme. Eles se movimentarão rigidamente com o rabo erguido. Movimentos bruscos em sua direção poderão fazê-lo reagir e pular. Seu rosnado pode ser baixo e profundo, mostrando os dentes e com as orelhas para trás. Outros comportamentos, como monta, agitação, lambedura das genitálias de outros cães e abanação rápida e vertical do rabo (postura sexual inapropriada), podem ser observados.

Tanto cães medrosos como alertas possuem a pupila dilatada – você observará se chegar bem perto! Ainda há várias dúvidas em relação a esses comportamentos. O cão medroso pode tentar ser social, mas não possui confiança para interagir. Os cães podem mostrar uma combinação de sinais entre as três formas de comportamento descritas anteriormente. Lembre-se de que há influência também de raça, idade, sexo e história do animal. Suas observações auxiliarão a interagir com o animal e aumentar sua confiança.

Os sinais de estresse incluem choro, lambedura de lábio, orelhas para trás e próximas à cabeça, pupilas dilatadas, rosnados ocasionais, posicionamento abaixado, urinação e mostrar os dentes.

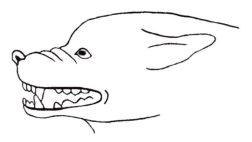

Figura 4.7 – Cão medroso – mostrando os dentes.

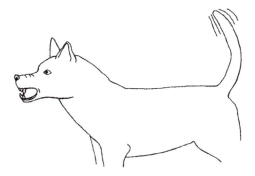

Figura 4.8 – Cão alerta.

Atente para erros comuns:

- Agitar a cauda nem sempre significa amizade.
- Pêlos eriçados nem sempre significam agressividade.
- Saltar nem sempre significa amizade ou dominância.
- Sentar no colo nem sempre significa amizade.
- Rolar no chão nem sempre é sinal de submissão.

Evite tentar dominar o cão. Cães verdadeiramente submissos são raros. Cães agressivos, confiantes e ameaçadores são comuns. Esses animais possuem mais atitudes que os outros. Eles, provavelmente, reagirão com mais facilidade quando obrigados a fazer algo que não lhes agrade.

No Salão

Lembre-se dos procedimentos de segurança individuais e da equipe e tome as devidas precauções com cães medrosos ou agressivos. Um cão preso pode, algumas vezes, querer proteger seu ambiente e, portanto, é uma boa prática mantê-lo com uma guia, com seu final para fora da gaiola, evitando o risco de mordidas. Segure a guia e então encoraje o animal a sair. Evite olhar diretamente nos olhos de animais novos até que você reconheça seus sinais corporais.

A experiência na manipulação só será obtida com o tempo, mas a técnica de manipulação segura possibilitará um relacionamento melhor com o cão. Se você demonstrar nervosismo, o cão poderá reagir a eles.

Interação entre Cães

Conhecer a interação entre os cães é importante. Os mesmos sinais serão mostrados a outros cães no salão.

- Evite colocar cães agressivos em locais de trânsito de pessoas e outros cães.
- Cães tímidos e medrosos devem ser mantidos perto de cães quietos, mas amigáveis, e longe de áreas cheias.

Mantenha o cão sob seus cuidados longe de qualquer conflito. Coloque-se no meio de dois cães quando um precisar passar pelo outro.

Tosa

Qualquer que seja o tipo de pelagem (com exceção dos pêlos macios), o procedimento da tosa será o mesmo. A escolha do equipamento pode variar, dependendo se o cão é de exposição ou de estimação. Antes de realizar qualquer procedimento de acabamento, é importante que a pelagem esteja limpa e livre de nós.

> Sempre verificar a condição e o tipo de pelagem, bem como problemas de pele, antes de iniciar a tosa.

Com exceção do *stripping* manual, é sempre preferível trabalhar com uma pelagem limpa e lavada. A pelagem do tipo arame deve ser retirada com a mão antes da lavagem, pois esta amacia a textura da pelagem, dificultando a retirada dos pêlos.

Os cães não devem ser escovados antes da lavagem se a pelagem for regularmente aparada. Algumas vezes, é mais fácil remover pêlos mortos e nós após o banho ao usar técnicas adequadas de secagem. Uma boa escova para animais de companhia é a rasqueadeira; essa escova e um pente de dentes médios são suficientes para uma boa tosa. Entretanto, se a pelagem estiver muito embaraçada podem ser necessários, desemboladores, tesouras ou máquinas de tosa (Fig. 4.9).

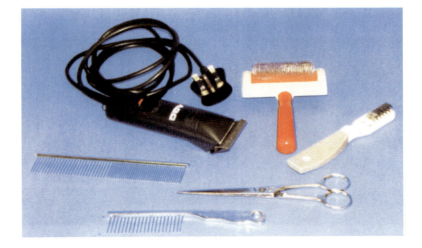

Figura 4.9 – Equipamentos para tosa.

Para cães de exposição, principalmente com pelagem sedosa ou dupla, escovas com cerdas de arame ou macias podem ser utilizadas para evitar a quebra dos pêlos. Essas escovas não removem nós e, se os pêlos continuarem emaranhados, uma rasqueadeira pode ser utilizada. Entretanto, neste livro, não nos aprofundaremos nas técnicas específicas para tosa de exposição e aconselhamos a consulta de um especialista para cada raça.

> O melhor é montar uma rotina para qualquer processo realizado, seja tosa, lavagem, secagem ou escovação. Isto assegura que nenhuma parte do cão seja esquecida.

Inicie o processo por uma das patas de trás do cão (Fig. 4.10), levante a pelagem e escove de dentro para fora. Tente manter a tensão da pele, pois isto evitará puxões desnecessários. Assegure-se de escovar a pele e não apenas deslizar sobre o topo – cuidado com queimaduras de escova.

Continue trabalhando as pernas, corpo (Fig. 4.11) e prossiga ao longo da lateral e do ombro (Fig. 4.12).

Vá até a pata dianteira e passe para o ombro (Fig. 4.13). Lembre-se da axila. Escove bem o tórax e o pescoço (Fig. 4.14) e continue pela nuca (Fig. 4.15). Escove um lado da cabeça, a orelha e a barba e, então, trabalhe o outro lado (Fig. 4.16).

Repita todo o processo no outro lado do cão, terminando com a escovação do rabo (Fig. 4.17).

Penteie a pelagem somente quando a escovação estiver completa. Um pente não passará pela pelagem suja, mas ajudará a encontrar nós até então desconhecidos. Tipos diferentes de pelagem exigem diferentes técnicas para pentear.

Uma pelagem do tipo lã deve ser penteada da base para fora (Fig. 4.18). Uma pelagem sedosa deve ser penteada da raiz para a ponta (Fig. 4.19).

Pelagem com Nós

Um nó é formado por pêlos mortos ou longos entrelaçados. Quando molhado, o nó pode ficar apertado e se tornar quase sólido. As Figuras 4.20 e 4.21 mostram como os nós ficam apertados.

Um desembolador deve ser utilizado em conjunto com uma escova. Escove os nós para abri-los (Fig. 4.22) e a seguir utilize o desembolador (Fig. 4.23) para desembaraçar a pelagem. Escove novamente para liberar o nó. Não puxe o nó com o desembolador, pois isso será desconfortável para o cão. Mantenha a pele intacta durante o procedimento.

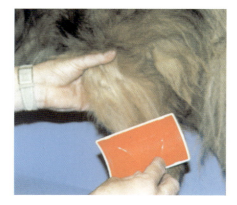

Figura 4.10 – Inicie por uma das patas posteriores.

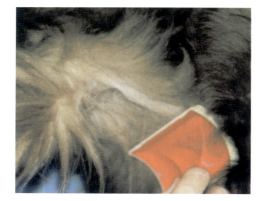

Figura 4.11 – Trabalhe no sentido da perna para o corpo.

Preparação 57

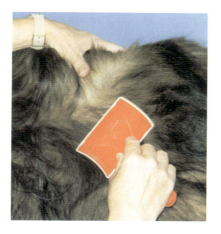

Figura 4.12 – Continue na lateral, em direção ao ombro.

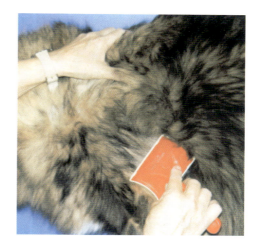

Figura 4.13 – Trabalhe o ombro.

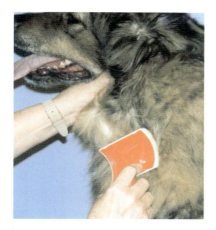

Figura 4.14 – Escove o peito e o pescoço.

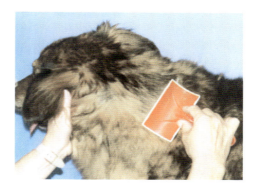

Figura 4.15 – Trabalhe continuamente até chegar à parte traseira do pescoço.

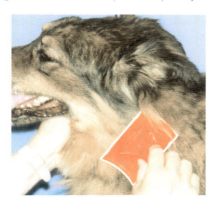

Figura 4.16 – Escovação da cabeça.

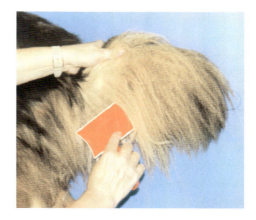

Figura 4.17 – Escovação do rabo.

58 Preparação

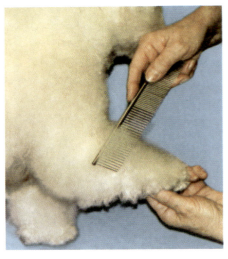

Figura 4.18 – Uma pelagem do tipo lã deve ser penteada da base para fora.

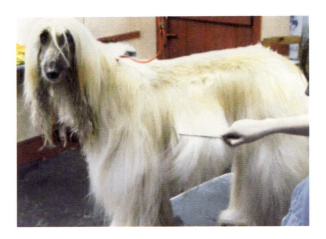

Figura 4.19 – Pelagem sedosa – escove para baixo, da raiz até as pontas.

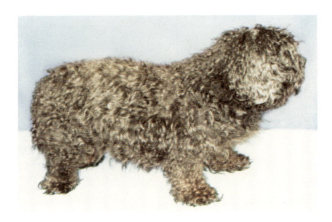

Figura 4.20 – Pelagem totalmente emaranhada.

Preparação 59

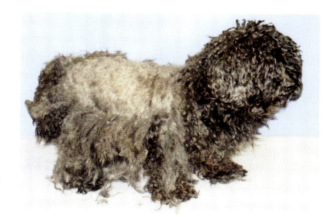

Figura 4.21 – Pelagem parcialmente tosada.

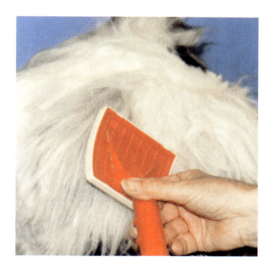

Figura 4.22 – Escove para abrir os nós.

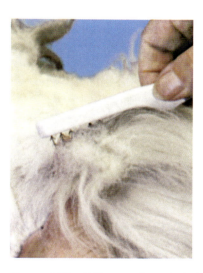

Figura 4.23 – Utilize um desembolador.

Infelizmente o uso do desembolador resulta na perda de pêlos, pois seus dentes são compostos por lâminas. O uso da escova pode diminuir essa perda e nossa experiência mostra que escovas podem remover uma quantidade maior de nós, se usadas corretamente. Se a pelagem estiver tão emaranhada que a aparação cause muito estresse e desconforto, pode ser necessária a remoção dos pêlos com máquina ou tesouras. Não utilize sua melhor tesoura nos nós, pois ela poderá perder o fio. *Sempre corte os nós paralelamente, longe da pele* (Fig. 4.24).

Depois, escove o pêlo dividindo-o em duas áreas ou utilize o desembolador para separar melhor a pelagem. Quando usar a máquina de tosa na remoção de nós, lembre-se de que a máquina trabalhará muito, por isso lubrifique adequadamente as lâminas durante o procedimento. O ponto mais importante é não forçar a lâmina nos nós, mas trabalhar embaixo deles (Figs. 4.25 a 4.27). *Controle a temperatura da lâmina para evitar alergia à tosa.*

60 Preparação

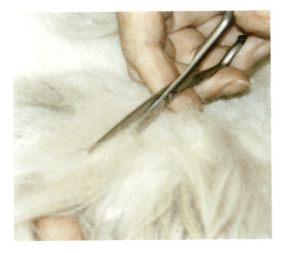

Figura 4.24 – Corte os nós sem chegar perto da pele.

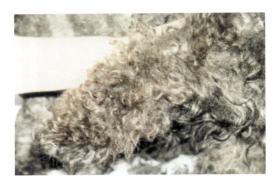

Figura 4.25 – Nós que precisam ser removidos com a máquina de tosar.

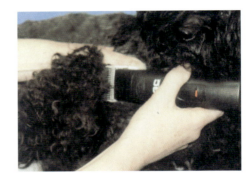

Figura 4.26 – Trabalhe debaixo do emaranhado de pêlos.

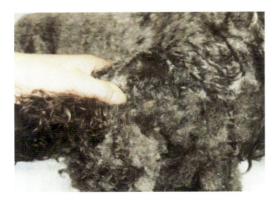

Figura 4.27 – Trabalhe com cuidado ao redor das axilas.

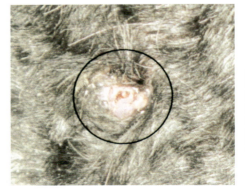

Figura 4.28 – Tome cuidado com massas e nódulos escondidos.

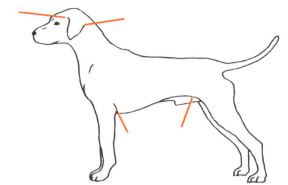

Figura 4.29 – Áreas de risco.

A seleção do tamanho da lâmina depende da intensidade dos nós, mas geralmente uma 7F para o corpo e uma número 10 para áreas mais delicadas são adequadas. Cuidado com a pele, massas e nódulos (Fig. 4.28) escondidos nos nós. As áreas de risco são as axilas, os flancos e as orelhas (Fig. 4.29).

Caso trabalhe num salão comercial, sempre informe ao proprietário sobre um cão com muitos nós antes de tosá-lo. Explique a razão de tal processo ser necessário e que o cão sofrerá menos estresse com essa opção. Sugira um programa regular de escovação e tosa para prevenir a recorrência. Evite deixar o cão completamente sem pêlos, isto é, deixe um pouco de pêlos no rabo, se este for longo, e um pouco ao redor dos olhos (Fig. 4.30).

Existem algumas raças em que é completamente inaceitável a tosa total, como Collie de Pêlo Longo (Pa-Dc1), Samoieda (Pa-Dc1) e Chow Chow (Ut-Dc1). Note que essas raças possuem pelagem dupla grossa, e tosá-las totalmente não somente dará um aspecto horrível, mas também será totalmente desconfortável para o cão. Assim, esse tipo de tosa deve ser evitado a menos que o médico veterinário o indique por razões terapêuticas. Uma rasqueadeira, um pente com dentes separados e um soprador podem auxiliar na remoção de pêlos mortos.

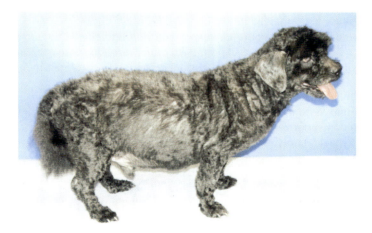

Figura 4.30 – Tosa completa.

62 Preparação

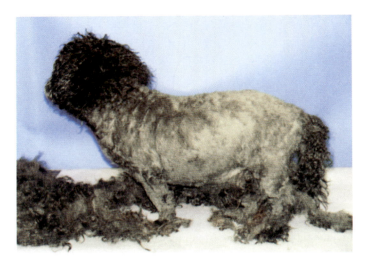

Figura 4.31 – Tose o excesso de pêlos corporais com a máquina e corte o excesso de pêlos das patas com a tesoura.

Tosa Grosseira

Alguns cães requerem remoção de pêlos antes do banho, o que é sugerido apenas se a pelagem estiver muito longa. Tose o excesso da pelagem do corpo de acordo com o padrão da raça e, com a tesoura, corte cuidadosamente o excesso de pêlo nas pernas (Fig. 4.31). Lembre-se de não cortar demais o pêlo sujo curto, pois terá dificuldades em terminar corretamente o trabalho.

Gatos

O cuidado de gatos é um trabalho que não deve ser considerado simples. Cuidar de gatos pode ser difícil, se estes não estiverem acostumados a isto. Familiarizá-los desde cedo aos equipamentos pode facilitar os procedimentos, criando uma rotina. A Figura 4.32 mostra gatos sendo cuidados.

A temperatura dos gatos é totalmente diferente da dos cães. A comunicação com esses animais não é tão fácil como com os cães, pois não respondem aos comandos. Um gato não pode permanecer preso a uma corrente, por isso é importante ter uma segunda pessoa para auxiliar em áreas difíceis, como axilas e virilha. Os gatos não gostam de ruídos ou barulhos repentinos, então uma área silenciosa é a melhor opção ao manejá-los.

Cortar primeiro as unhas pode ser uma vantagem. Segure firmemente a pata, colocando seu dedo na parte de baixo do coxim para estender a garra (Fig. 4.33), e corte a unha (Fig. 4.34) tomando cuidado com a parte viva (ver Cap. 3). Use um pente com dentes de tamanho médio e uma rasqueadeira macia; para finalizar, utilize uma escova com cerdas macias ou de arame. Utilize o pente para escovar todas as áreas do gato (Fig. 4.35). A rasqueadeira pode ser usada nas pernas e cabeça, em raças com pelagem longa e densa (Fig. 4.36).

Se o gato estiver com muitos nós, tome muito cuidado para não cortar a pele ao usar o desembolador. Nos casos mais graves, a tosa total pode ser a única opção (Fig. 4.37). *Lembre-se de que a pele do gato é muito fina, podendo se ferir ou cortar com facilidade.*

Use uma lâmina fina para áreas delicadas, como axilas e virilha. Uma lâmina fina pode variar dos tamanhos 10 a 50, dependendo da intensidade dos nós (Fig. 4.38).

Preparação 63

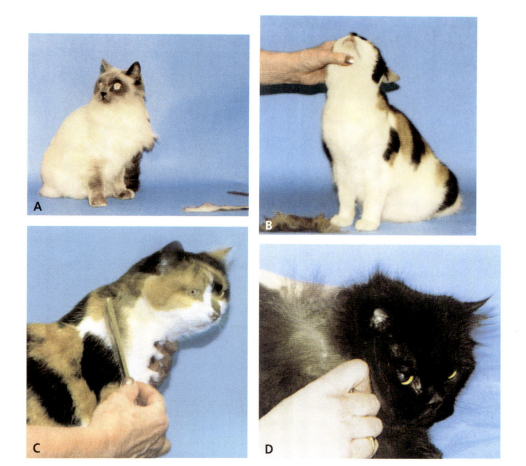

Figura 4.32 – (*A* a *D*) Gatos sob cuidados.

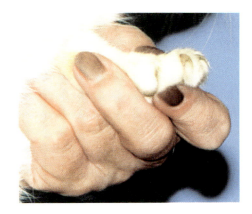

Figura 4.33 – Faça com que a garra se estenda.

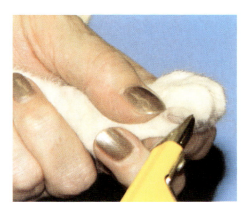

Figura 4.34 – Corte a garra.

64 Preparação

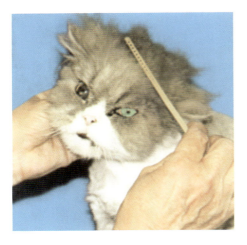

Figura 4.35 – Use o pente para escovar todas as áreas.

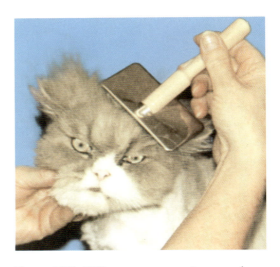

Figura 4.36 – Utilize a escova nas patas e na cabeça.

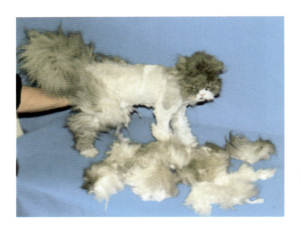

Figura 4.37 – A tosa deve ser uma opção somente em casos graves de nós.

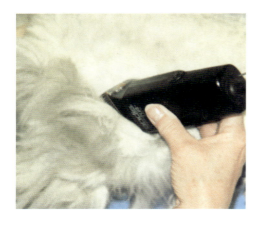

Figura 4.38 – Use uma lâmina fina em áreas delicadas.

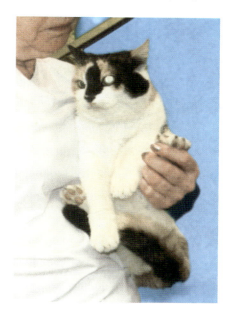

Figura 4.39 – Deixe o gato descansar regularmente.

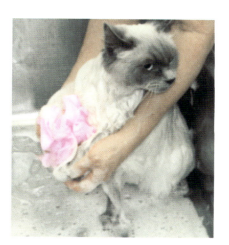

Figura 4.40 – O banho.

Lembre-se de checar a lâmina com freqüência para que ela não esquente. Tenha consciência das suas limitações e, quando conveniente, encaminhe o gato a um veterinário para realizar a tosa sedado.

Ao tosar um gato, trabalhe por períodos curtos, preste atenção no temperamento do gato e deixe-o descansar entre as sessões (Fig. 4.39). E, então, passe para o banho (Fig. 4.40).

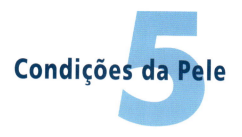

Condições da Pele

A pelagem do cão e do gato é a característica mais aparente do animal, mas sob os pêlos existe a pele, que é uma estrutura bem mais complexa. A pele é o maior órgão do corpo, e suas inúmeras funções são essenciais para o bem-estar do animal. A pele forma uma camada contínua sobre o corpo e tem ligação com as membranas mucosas da boca, nariz e orifícios genitais.

Estrutura da Pele

A pele é resistente, elástica e espessa, e sua estrutura difere dependendo da parte do corpo. É mais espessa onde é mais exposta, como a parte inferior das patas e a ponta do focinho. O dorso (superfície dorsal) e os lados (superfície lateral) do corpo também têm a pela mais espessa. A pele é mais fina na região superior das orelhas, tórax, abdome (superfície ventral) e superfície interna das pernas. A pele do cão ou do gato é menos frágil, quando comparada à humana. Sem a cobertura protetora de pêlos, a espessura total pode ser menor que 1mm em determinados locais do corpo. A pele é composta por três camadas (Fig. 5.1), que são descritas a seguir.

Epiderme

Esta é a camada celular não vascular (isto é, sem vasos sanguíneos) composta de epitélio estratificado. Ela varia em sua espessura e forma a parte exterior do corpo. A epiderme é formada de quatro camadas de células, da camada basal, que é mais profunda, até a queratinizada, a mais externa (Fig. 5.2).

Na camada basal (estrato basal ou germinativo), as células se dividem rapidamente. Os melanócitos são encontrados entre as células dessa camada. Essas células são responsáveis pela coloração, pois contêm o pigmento da pele, denominado melanina (em quantidades variáveis). A hereditariedade é o principal fator que influencia na coloração da pele, mas, como nos humanos, a luz solar e alguns hormônios também podem exercer influência. Se a melanina não estiver presente, essa condição é denominada albinismo e o animal, chamado albino.

A próxima camada, conhecida como espinosa (estrato espinhoso), possui uma ou duas camadas de células. É mais densa em regiões do corpo submetidas a desgaste, como os coxins dos cães. A próxima é a camada granular (estrato granuloso), assim chamada devido aos grânulos das células no citoplasma. É nessa camada que as células começam a morrer, à medida que se movem gradualmente para a superfície. A queratinização inicia-se nessa camada, com a queratina, uma proteína fibrosa, fornecendo uma textura endurecida às células. Nas áreas de atrito do corpo, uma

68 Condições da Pele

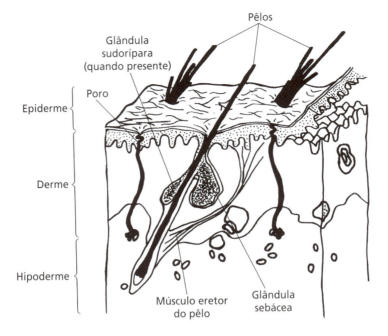

Figura 5.1 – Composição da pele.

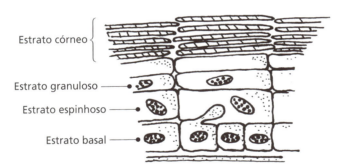

Figura 5.2 – Camadas da epiderme.

camada clara também pode ser encontrada. Essa camada é assim denominada em virtude da perda do núcleo da célula e de sua íntima proximidade celular.

A camada superior (estrato córneo) é plana, com células cornificadas (escama seca), sobrepondo-se umas às outras. Caso as escamas permaneçam intactas, a camada superior de células evita a entrada de materiais danosos. A queratinização completa-se neste local, sendo responsável pela rigidez das partes epidérmicas importantes dos animais (cascos, bicos e pêlos). As células mortas dessa camada desprendem-se continuamente e são substituídas por novas células que se originam na camada basal.

Derme (Cório)

A derme é formada por tecido denso, fibroso, elástico e conectivo, que contém vasos sanguíneos e nervos. A derme ainda possui feixes de músculos involuntários, denominados piloeretores.

Esses músculos estão junto ao folículo piloso e, quando são contraídos, os pêlos ficam eretos. Essa ação atua como um isolante para o animal, em períodos muito frios. A contração muscular involuntária possui outra função, observada na reação "lutar ou voar" do sistema nervoso simpático – quando o animal levanta os pêlos (pêlos das costas e pescoço), ele perece maior e mais assustador ao seu oponente.

Também são encontradas na derme as glândulas sebáceas e sudoríparas, bem como os nervos que fornecem informação sobre a sensação de toque, calor, frio e dor.

Hipoderme (Subcutâneo)

A hipoderme contém um tecido conectivo e adiposo (gordura), que permite que a pele mova suas estruturas mais profundas sem danos ou lesões.

Funções da Pele

Proteção

- A pele age como uma barreira entre a parte interna do corpo e o ambiente externo.
- Evita a entrada de microrganismos.
- Protege estruturas subjacentes de lesões decorrentes de perda de água, trauma mecânico e luz ultravioleta.
- Protege contra a absorção de substâncias tóxicas ou prejudiciais.

Produção

- A pele produz vitamina D, utilizada na absorção de cálcio nos intestinos.
- O sebo é produzido pelas glândulas sebáceas e forma uma camada repelente acima da pele, também auxiliando no controle bacteriano.
- A pele produz suor, que auxilia na remoção de metabólitos.
- Ferormônios são produzidos pelas glândulas apócrinas especiais e atuam na comunicação com outros animais para propósitos reprodutivos ou territoriais.
- O leite é produzido pelas glândulas mamárias.

Sensorial

A pele é um órgão sensorial, com nervos receptores (dispersos por toda a superfície) para o toque, temperatura, pressão e dor.

Armazenamento

A pele armazena gordura na forma de tecido adiposo. Este é o armazenamento de energia corporal e funciona como uma camada isolante que ajuda a manter a temperatura do corpo em épocas frias.

Controle da Temperatura (Termorregulação)

- Para perder calor as paredes dos vasos sanguíneos superficiais dilatam-se (vasodilatação) e o suor formado nas glândulas da pele auxilia na perda de água e sais por evaporação e esfriamento da superfície da pele.

- Para ganhar calor as paredes dos vasos sanguíneos superficiais se contraem ou estreitam (vasoconstrição), e a ereção dos pêlos forma uma camada de ar na pele para o isolamento.
- A camada de gordura (tecido adiposo) sob a pele também auxilia no isolamento do corpo. Está situada na camada subcutânea, denominada hipoderme (ver anteriormente).

Comunicação

- Ferormônios. São produzidos por glândulas especiais da pele e são usados para a comunicação com outros animais, como, por exemplo, para atraí-los com propósitos reprodutivos.
- A comunicação visual ou camuflagem envolve a coloração ou padrão da pelagem.
- Em resposta a uma ameaça ou um ataque, a pelagem permanece ereta (levantando os pêlos do pescoço), assim o animal aparenta maior tamanho. O levantamento dos pêlos é observado especialmente no pescoço e na coluna vertebral.

Glândulas da Pele

As glândulas da pele produzem vários tipos de secreções:

- *Glândulas sebáceas*, localizadas ao redor dos folículos pilosos, secretam sebo, cuja função é formar uma camada fina, oleosa e sem água sobre a superfície da pele (Fig. 5.3). O sebo dá à pelagem uma aparência brilhante e auxilia na prevenção da multiplicação bacteriana na superfície da pele, que poderia levar à infecção. Alguns gatos não castrados podem desenvolver uma bola de pêlo gordurosa na base do rabo devido à superatividade das glândulas sebáceas, conhecida como "cauda de garanhão". Esse excesso de secreção das glândulas do rabo é normal em alguns cães machos e é observado como depósitos de gordura na superfície da pele, normalmente com um odor rançoso marcante. Raças de cães com pelagem do tipo arame são particularmente suscetíveis a isto, como o Terrier Branco das Colinas do Oeste.
- *Glândulas sudoríparas apócrinas* se abrem no folículo piloso ou na superfície da pele. Suas secreções não auxiliam no controle da temperatura corporal nem permitem a perda da umidade. Essas secreções contêm alguns resíduos do corpo, portanto são usadas pelos gatos para demar-

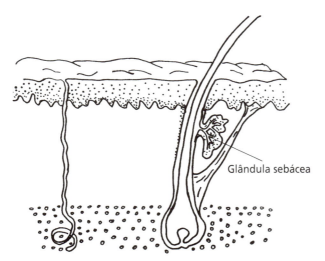

Figura 5.3 – Glândula sebácea da pele.

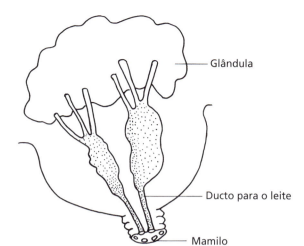

Figura 5.4 – Glândula mamária.

cação de território. Nos cães, essas glândulas estão concentradas em regiões como a dos sacos anais. O odor particular do cão ou gato é produzido quando as secreções são quebradas por bactérias na superfície da pele.
- *Glândulas sudoríparas écrinas*, úteis para resfriar o corpo, são encontradas somente nos coxins e no focinho tanto de cães como de gatos.
- *Glândulas anais* (ou sacos anais) são encontradas ao lado do ânus, posicionadas às 4 e 8h. Sua secreção possui um odor desagradável e acredita-se que possa conter feromônios para marcar território. Essas glândulas são continuamente esvaziadas pelo animal na passagem das fezes (ver Fig. 3.11, Cap. 3).
- *Glândulas mamárias* são glândulas modificadas da pele e sua função é a produção de leite (Fig. 5.4). Elas são uma característica dos mamíferos e encontram-se na superfície do abdome. Normalmente, o cão possui cinco pares de glândulas e o gato, quatro pares. As glândulas estão presentes em fêmeas e machos, mas produzem leite apenas no final da gestação.

Unhas, Garras e Coxim

Unhas e Garras

As unhas e garras são camadas da epiderme modificada ou especializada (camada externa da pele), cobertas por dobras da pele. Elas têm formato de bico, crescendo em duas lâminas, que formam a parede da garra. No meio da unha ou garra está a derme, que contém um vaso sanguíneo e nervo entre o último osso do dedo do pé e a ponta da unha/garra. O coxim, a parte que encontra o chão quando o animal caminha, é escamoso e macio e, algumas vezes, encontra com a parede da unha/garra, cobrindo-a (Fig. 5.5). As funções das unhas e garras são:

- Suportar o peso do animal e, assim, auxiliar no movimento.
- Obter alimento.
- Defesa e ataque, especialmente em gatos.

Cada um dos quatro dedos do pé ou dígitos da pata do animal possui uma unha ou garra, e alguns cães podem ter um quinto dedo na porção interna da pata. O gato possui um quinto dedo

72 Condições da Pele

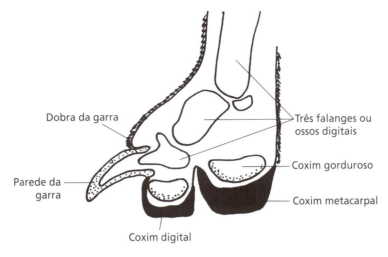

Figura 5.5 – Vista lateral de uma pata, mostrando garra, coxim e osso.

somente nas patas dianteiras. As garras geralmente se desgastam em razão da sustentação de peso em superfícies duras (por exemplo, caminhar em calçadas). As garras dos gatos são mais finas do que as unhas dos cães e geralmente ficam retraídas, afastadas do chão, mantidas na pele por ligamentos. As garras são facilmente apresentadas por ação muscular, quando necessário. A Figura 5.6 mostra uma pata típica de cão e outra de gato.

Coxim

O coxim está localizado na superfície em contato com o chão e sustenta o peso do animal. É constituído por pele especializada sem pêlos, que é densa e normalmente pigmentada, com glândulas sudoríparas presentes. Sob isto está o dedo, ou coxim digital, composto por tecido gorduroso ou adiposo e um bom suprimento sanguíneo. O coxim é oval ou em forma de coração, dependendo da sua localização no cão, e mais arredondado no gato. O gato possui ainda um único coxim

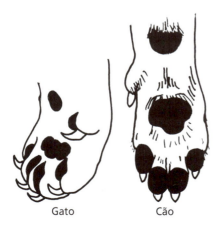

Figura 5.6 – Pata dianteira típica mostrando as garras e os coxins de cães e gatos.

carpal, que está acima dos demais coxins da pata. O coxim fornece apoio à pata e age absorvendo impactos de corridas, pulos ou saltos, em todos os tipos de superfície.

Crescimento da Pelagem

O pêlo é uma estrutura epidérmica e o seu crescimento é controlado por:

- Estações do ano.
- Ambiente.
- Nutrição.
- Hormônios.

Em carnívoros, o ritmo de queda de pêlos ocorre independentemente em cada folículo piloso. A pelagem é mais densa no inverno, e normalmente alguma queda ocorre na primavera e no verão (animais que vivem em casa podem perder pêlos durante, pois o aquecimento central pode simular a temperatura do verão). O padrão varia de raça para raça. Em algumas raças, como o Poodle, o pêlo cresce continuamente e necessita de cortes regulares, ao passo que, em raças de pêlo curto, pêlos novos crescem e os velhos caem.

O crescimento do pêlo é lento no verão, e a taxa de crescimento aumenta quando a temperatura esfria no outono e inverno. Durante o crescimento ativo, o pêlo cresce cerca de 1mm por semana, mas isto pode ser influenciado por mudanças hormonais. Uma vez que um pêlo pare de crescer, ele morre e permanece no folículo. Depois disto ele pode cair da pele em qualquer momento, e outro pêlo é produzido nas células epidérmicas profundas.

A pelagem de cães e gatos consiste em pêlos "de cobertura", em conjuntos de dois ou cinco folículos, cada um contendo aproximadamente três pêlos preliminares grossos, que são largos e duros, com 6 a 12 pêlos secundários (chamados subpêlos), que são menores e macios. Existem aberturas comuns na superfície da pele para os grupos de pêlos. Os folículos compostos cobrem parte da superfície da pele, e tanto o arranjo como o padrão variam de raça para raça. O número de pêlos em um grupo varia com o tipo de pelagem. Por exemplo, num Labrador Retriever, cada grupo consiste em pêlos de proteção central e um número de pêlos secundários mais finos, que formam o subpêlo. Já no Boxer, a pelagem consiste em pequenos pêlos primários, em grandes quantidades, e poucos subpêlos. Em geral, as partes laterais e dorsais do cão e do gato possuem muitos pêlos, propiciando uma pelagem grossa. Entretanto, a pelagem no abdome é muito mais fina, assim como sob o rabo e a superfície interna do flanco. Em algumas raças, não existem pêlos ou somente alguns na região anal ou nos testículos.

Formação dos Pêlos

O ciclo de crescimento dos pêlos possui três fases:

1. *Anágena*: é o estágio mais ativo de crescimento do pêlo. Ocorre engrossamento da epiderme (Fig. 5.7) e começa a crescer de forma subjacente à derme (Fig. 5.8). Esta é a papila pilosa. As células epiteliais produzem um cone de pêlo que mais tarde forma o pêlo atual (Fig. 5.9). Quando o pêlo alcança seu comprimento ideal, ele pára de crescer (Fig. 5.10).
2. *Catágena*: o pêlo que completou seu crescimento ainda está na papila (Fig. 5.10).
3. *Telógena*: a papila contrai-se, perdendo o pêlo (Fig. 5.11), e inicia-se o crescimento de um novo pêlo (Fig. 5.12). Em geral, o pêlo antigo é empurrado para fora durante o crescimento do novo pêlo.

74 Condições da Pele

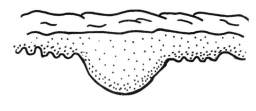

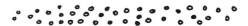

Figura 5.7 – Espessamento da epiderme.

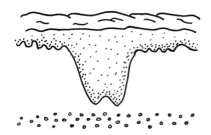

Figura 5.8 – Crescimento da extensão epidérmica para uma seção da derme a fim de formar a papila do pêlo.

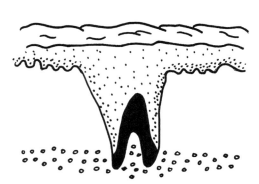

Figura 5.9 – Fase anágena.

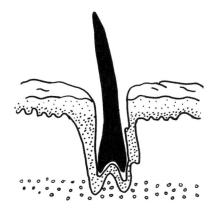

Figura 5.10 – Final da fase anágena para a catágena.

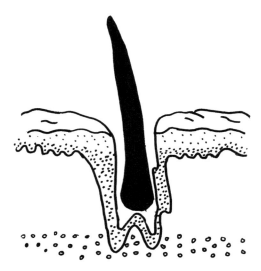

Figura 5.11 – Fase telógena.

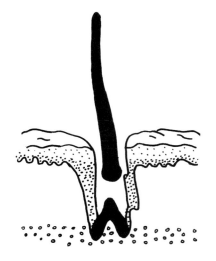

Figura 5.12 – Início da fase anágena e desenvolvimento de novo pêlo.

Condições da Pele 75

As três fases ocorrem em partes diferentes do corpo, em épocas distintas do ano. A troca da pelagem ocorre na primavera e no outono, durante aproximadamente seis semanas. A nova pelagem completa-se após quatro meses.

> Nem todas as raças de cães e gatos seguem esse ciclo. São as chamadas raças que não trocam os pêlos, como o Poodle e o gato Rex.

As funções da pelagem são:

- Proteção contra lesões.
- Isolamento térmico em temperaturas frias.
- Coloração/identificação da raça.
- Sensorial.

Os pêlos sensoriais ou especializados são ainda denominados táteis, como cílios superiores e inferiores (supercílio e cílio), pêlos externos do ouvido (trago) e bigode (vibrissas). Esses pêlos são duas vezes mais grossos que os pêlos de proteção (Fig. 5.13). Todos os pêlos especiais possuem folículos profundos com bons suprimentos sanguíneo e nervoso. Quando o animal move-se entre os objetos, os pêlos agem como órgãos sensoriais e captam informações (pressão ou toque) para indicar a posição da cabeça e, portanto, do corpo em relação ao espaço, para passagem segura do animal.

Tanto a pele como a pelagem são afetadas por doenças, idade, nutrição e parasitas. Comparada a outros órgãos do corpo, a pele é capaz de mostrar uma variedade de sinais e sintomas de doença. Essas alterações na pele não auxiliam por si só no diagnóstico primário da doença, pois algumas enfermidades possuem sintomas semelhantes. Entretanto, mudanças na pelagem e na pele são significativas e devem ser relatadas, de forma que as investigações veterinárias possam ser realizadas.

Parasitas, tanto internos quanto externos, contribuem para a doença do hospedeiro. Doenças sérias são raras, mas em casos de muitos parasitas, o hospedeiro pode apresentar distúrbios (por exemplo, dificuldades de crescimento e anemia).

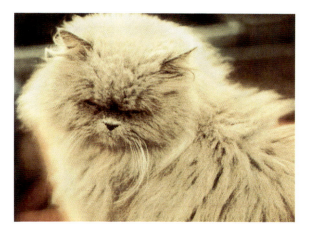

Figura 5.13 – Pelagem do trago e vibrissas no Persa.

Parasitologia

Um parasita vive dentro/sobre outro corpo e se beneficia nutrindo-se do hospedeiro. O hospedeiro pode ser de qualquer espécie, como humano, cão, gato, rato ou pássaro.

Terminologia

- *Hospedeiro transportador*: transporta o parasita para o próximo hospedeiro. Não há desenvolvimento parasitário.
- *Hospedeiro paratênico*: semelhante ao transportador, mas o parasita deve ser engolido pelo seu hospedeiro para ser excretado e repassado para o próximo hospedeiro.
- *Hospedeiro intermediário*: alguns parasitas devem permanecer um tempo neste hospedeiro para passar seu próximo estágio do ciclo de vida.
- *Hospedeiro final*: neste hospedeiro, o parasita completa seu desenvolvimento.
- *Parasita permanente*: esse parasita passa por todos os estágios de vida, em um hospedeiro.
- *Parasita temporário*: muda de um hospedeiro para outro.
- *Endoparasita*: vive dentro do corpo do hospedeiro.
- *Ectoparasita*: vive na superfície do corpo do hospedeiro.

O parasita alimenta-se do hospedeiro, mas não o mata deliberadamente, pois isto destruiria sua fonte de nutrição. Entretanto, alguns hospedeiros podem morrer como resultado da atividade do parasita ou devido às toxinas por ele liberadas. O controle parasitário é importante para prevenir a doença ou a morte do animal hospedeiro. Em cães e gatos, o objetivo do controle é remover completamente todos os parasitas, tanto internos como externos.

Muitos produtos de fácil manipulação e eficazes estão disponíveis para remoção de parasitas externos, como pulgas, carrapatos e sarnas. Esses medicamentos possuem efeito residual, que pode ter duração variável. Os produtos para eliminar parasitas internos são denominados vermífugos (anti-helmínticos).

Ciclo de Vida dos Parasitas Externos Comuns

Pulgas (Ctenocephalides)

As pulgas (Fig. 5.14) vivem principalmente ao redor do pescoço, orelhas, rabo e abdome e provocam coceira e automutilação nos hospedeiros, na tentativa de acabar com o mal-estar. As pulgas alimentam-se exclusivamente de sangue que sugam do animal. As fezes das pulgas podem ser observadas na pele dos animais afetados, na forma de sujeira preta e dura. Caso alguns grãos de sujeira duros e pretos forem colocados em tecido molhado, o sangue seco logo manchará o tecido de vermelho. Muitos animais são alérgicos à saliva da pulga e manifestam irritação, coceira em

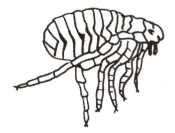

Figura 5.14 – Pulga.

áreas específicas, inflamação e perda de pêlos. As pulgas não são hospedeiro-específicas e se alimentam de qualquer hospedeiro disponível, incluindo humanos. As pulgas são hospedeiros intermediários do cestóide *Dipylidium caninum*, portanto a vermifugação pode ser importante no combate às pulgas.

Ciclo de Vida

- Os ovos das pulgas eclodem em 1 a 2 dias.
- As larvas das pulgas alimentam-se por 4 a 8 dias (em carpetes ou camas).
- As larvas rotam os casulos e os adultos emergem dentro de 5 dias ou menos.
- O ciclo da pulga adulta pode durar somente 3 semanas. Entretanto, se o ambiente não for ameno (sem hospedeiro disponível), a larva pode se manter fechada por meses antes de completar seu desenvolvimento. As pulgas adultas podem viver por dois anos sem se alimentar, caso não haja alimento disponível.

Carrapatos (Ixodes)

Os carrapatos caem ou sobem pela pelagem do hospedeiro e se fixam na pele por meio de seu aparelho sugador. Eles se alimentam até ingurgitar e cair ao chão. Quando ingurgitados, têm aparência cinza a marrom e são aproximadamente do tamanho de uma ervilha. O carrapato adulto (Fig. 5.15) pode viver por dois anos sem se alimentar.

Ciclo de Vida

- A fêmea ingurgitada pode produzir 1.000 a 3.000 ovos.
- A larva eclode em 30 dias.
- Ninfas emergem da larva.
- Carrapatos adultos emergem após 12 dias e imediatamente iniciam a procura pelo sangue para alimentação.

A alimentação é necessária entre cada estágio de desenvolvimento. Ao remover um carrapato da pele, deve-se tomar cuidado para não puxar o corpo deixando a estrutura sugadora.

Doenças que são transmitidas pelos carrapatos para outros hospedeiros animais pela saliva incluem:

- *Doença de Lyme*: é provocada pela bactéria denominada *Borrelia burgdorferi*, carreada pelo carrapato. Essa bactéria pode causar descoloração da pele, bem como doenças cardíaca e articular nos animais infectados. É endêmica em regiões dos Estados Unidos. Na Europa, a bactéria também é carreada por carrapatos de hospedeiros de vida livre, como roedores e cervos. Os sinais da doença de Lyme incluem:
  - Início repentino de laminite, com dor artrítica em uma ou mais articulações (ou seja, articulação do carpo ou pulso), podendo durar alguns dias e recidivar em intervalos.
  - Alta temperatura, com aumento dos linfonodos.

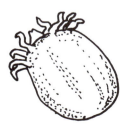

Figura 5.15 – Carrapato.

- *Erliquiose*: é causada por um parasita que vive dentro das células brancas do sangue. É transmitida pelo carrapato ao sugar o sangue do hospedeiro. É encontrada na parte européia da bacia mediterrânea e em outros países mediterrâneos. A gravidade da doença e a recuperação do hospedeiro dependem da habilidade do sistema imune. Certas raças de cães são particularmente suscetíveis a essa doença, como o Pastor Alemão. A babesiose também pode estar presente no mesmo carrapato. Os sinais de erliquiose incluem:
  - Alta temperatura e inapetência.
  - Aumento dos linfonodos.
  - Sangramento no nariz e sob a pele.
  - Anemia.
- *Babesiose*: causada por um protozoário que se desenvolve e se multiplica nas glândulas salivares do carrapato, é transmitida ao hospedeiro durante a alimentação. É endêmica na Europa. Esse protozoário infecta células vermelhas do sangue. A gravidade da doença varia dependendo da espécie e da cepa da *Babesia*, bem como do estado de saúde do animal infectado. Os sinais de babesiose incluem:
  - Membranas mucosas pálidas.
  - Anemia.
  - Problemas respiratórios e colapso.

Piolhos

Existem dois tipos de piolhos:

- *Piolhos picadores*: são visíveis a olho nu e podem ser observados caminhando na pele quando a pelagem é dividida (Fig. 5.16). Alimentam-se principalmente de pêlos e células mortas. *Trichodectes canis*, que infesta cães, também é um hospedeiro intermediário do parasita interno *Dipylidium caninum*. A espécie que infesta gatos é chamada *Felicola subrostratus*.
- *Piolhos sugadores* (*Linognathus*): infestam cães e alimentam-se de sangue do hospedeiro (Fig. 5.17).

Os piolhos são parasitas permanentes, permanecendo seu ciclo de vida inteiro no hospedeiro. Durante seu tempo de vida de aproximadamente um mês, a fêmea adulta coloca mais de 300 ovos. Esses ovos são conhecidos como lêndea e aderem à pelagem do hospedeiro.

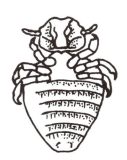
Figura 5.16 – Piolho picador.

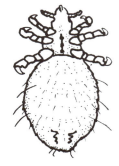
Figura 5.17 – Piolho sugador.

Ciclo de Vida
- Os ovos são postos e aderem à pelagem.
- Há três estágios de ninfa (observados como pequenas versões do piolho adulto).
- Os adultos emergem três semanas após o último estágio de ninfa.

Os piolhos causam irritação intensa e inflamação, podendo provocar automutilação pelo prurido intenso. Infestações graves de piolhos podem resultar em doenças e anemia em animais jovens ou idosos, principalmente se o piolho sugador *Linognathus setosus* estiver presente.

Sarnas

Sarcoptes

A fêmea fertilizada esconde-se dentro da epiderme da pele, alimentando-se de líquidos, levando a danos teciduais e causando dor ao hospedeiro. Na sarna sarcóptica, observa-se inflamação intensa e automutilação na região afetada, como resultado da coceira do hospedeiro. Formam-se crostas nas áreas picadas e ocorre perda de pêlos.

As áreas mais afetadas são, inicialmente, as pontas das orelhas, o focinho, a face e os cotovelos, porém mais tarde o resto do corpo pode ser acometido. *Sarcoptes* (Fig. 5.18) infestará humanos e terá aparência de picadas de mosquito, principalmente ao redor da cintura.

A sarna sarcóptica pode viver no máximo 3 a 4 semanas. Seu ciclo de vida é descrito a seguir:

- Os ovos são colocados em túneis dentro da epiderme.
- A larva eclode em 3 a 5 dias e rasteja até a superfície escavando apenas as camadas superficiais da pele, formando "bolsas".
- As ninfas passam por dois estágios.
- As sarnas adultas emergem, o ciclo inteiro dura aproximadamente 17 dias.

Demodex canis

Demodex (Fig. 5.19) é uma sarna com corpo longo, em forma de charuto, e com patas curtas, e vive no folículo piloso e nas glândulas sebáceas da pele de muitos mamíferos. A transmissão entre animais ocorre somente nos primeiros dias de vida entre a mãe e o lactente. Todo o ciclo da *Demodex* ocorre no folículo piloso ou nas glândulas. Também é conhecida como um ácaro folicular da subsuperfície.

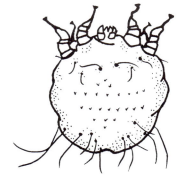

Figura 5.18 – *Sarcoptes.*

80 Condições da Pele

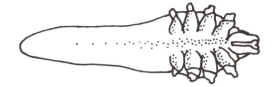

Figura 5.19 – *Demodex.*

Demodex é observada em animais estressados ou debilitados. O primeiro sinal da infecção é a perda de pêlos (alopecia) na face, particularmente ao redor dos olhos, e nas patas dianteiras. A pele geralmente se torna muito fina. Existem duas formas de infecção:

- Suave, em que são observados inflamação e espessamento da pele, além de perda de pêlos.
- Grave, com descargas úmidas ou secas de soro e pus; há muita inflamação e perda de pêlos.

Cheyletiella (Ácaro da Pele)

Cheyletiella (Fig. 5.20), visível a olho nu, é um parasita permanente, passando todo o seu ciclo de vida no hospedeiro. É hospedeiro-específico, mas pode afetar humanos. Os ácaros vivem principalmente na superfície da pele e alimentam-se de células epiteliais, tecido e fluido celular do hospedeiro. O animal hospedeiro geralmente apresenta reação alérgica à saliva do ácaro. O ciclo de vida é descrito a seguir:

- Os ovos são postos pela fêmea e fixam-se na pelagem, de forma semelhante ao ciclo do piolho.
- Os ovos eclodem em larvas com seis pernas.
- Essas larvas passam, então, a apresentar oito pernas.
- Então, chegam ao estágio adulto.

Cheyletiella causa irritação na pele, bem como crostas ou caspas na pelagem do animal infectado. É conhecida como "caspa migratória" e pode afetar tanto o cão (*Cheyletiella yasguri*) quanto o gato (*Cheyletiella blakei*).

Otodectes cynotis

Otodectes (Fig. 5.21) também é conhecido como ácaro do ouvido. Não é hospedeiro-específico e infesta gatos, cães e outros pequenos animais. Os ácaros são encontrados principalmente no canal

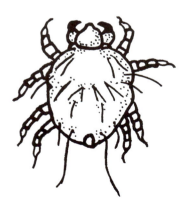

Figura 5.20 – *Cheyletiella.*

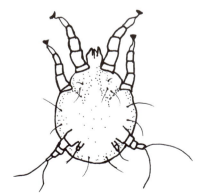

Figura 5.21 – *Otodectes.*

auditivo externo, mas também ocorre ao redor do rabo e áreas das patas. Eles se alimentam da camada de cera protetora do canal auditivo do hospedeiro e, geralmente, danificam o epitélio. *Otodectes* é um parasita permanente que passa todo o ciclo de vida no hospedeiro. Esse ciclo dura aproximadamente três semanas:

- Os ovos eclodem.
- Formam-se larvas.
- Há dois estágios de ninfa.
- Chega-se à fase adulta.

A sarna *Otodectes* causa agitação na cabeça e coceira no ouvido. No exame do canal auditivo, observa-se uma secreção de cera de coloração marrom. Normalmente, notam-se inflamação e infecção bacteriana, em razão dos danos causados no epitélio do canal decorrentes da alimentação da sarna.

Trombicula autumnalis (Ácaro da Colheita)

Normalmente, o ácaro da colheita (Fig. 5.22) é um problema para o hospedeiro no final do verão e no início do outono. A forma larval do ácaro se fixa nas pernas do hospedeiro, cão e gato, que passa por ela. Esta é a forma que parasita tanto animais como humanos, não possuindo, portanto, um hospedeiro específico. O ácaro é transmitido por contato direto do hospedeiro com folhagens ou vegetação rasteira, onde as larvas desenvolvem-se e eclodem. Esses ácaros são laranja-brilhantes e redondos (previamente à alimentação) e possuem três pares de pernas. Localizam-se nas orelhas, focinho, patas e pernas dos hospedeiros, onde se alimentam. A larva pica a superfície da pele e injeta uma enzima que inicia a digestão do tecido do hospedeiro, permitindo que o ácaro se alimente. Esse processo causa inflamação e irritação ao hospedeiro, sendo observada automutilação na área como resultado da coceira. A larva alimenta-se por mais de 15 dias antes de cair e, então, entra no estágio de ninfa antes de atingir a forma adulta.

Ciclo de Vida dos Endoparasitas Comuns

Os endoparasitas vivem dentro do animal. Muitos cães e gatos terão vermes em alguma época da vida. O tratamento de rotina anual com vermífugos (anti-helmínticos) fornecidos pelo proprietário assegurará que os vermes causem poucos sinais ou inconvenientes ao hospedeiro. Os animais se infectam engolindo um ovo ou larva do endoparasita. Os endoparasitas comuns são divididos em dois grupos.

Nematelmintos (Ascarídeos)

Os nematelmintos possuem corpo não segmentado, com um trato alimentar (Fig. 5.23). Os adultos são amarelos/brancos e ambas as extremidades são pontudas. Os adultos vivem no intestino

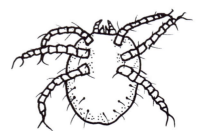

Figura 5.22 – Larva do ácaro da colheita.

82 Condições da Pele

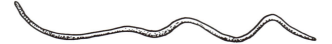

Figura 5.23 – Nematelminto.

do hospedeiro, nutrindo-se de alimentos digeridos nesse órgão. A fêmea produz milhares de ovos que são eliminados quando o hospedeiro defeca. Esses ovos são viscosos e, portanto, permanecem na pata e pelagem dos animais, sendo geralmente engolidos durante a tosa. Os nematelmintos que infestam os cães são *Toxocara canis* e *Toxascaris leonina*; os gatos são infestados por *Toxocara cati* e *Toxocara leonina*.

Toxocara canis é transmitido aos humanos (agente zoonótico) e pode migrar para os tecidos. Está ligado à cegueira, e a doença nos humanos é chamada toxocariose.

Tênias (Cestódios)

Tênias possuem corpo achatado e segmentado; cada segmento é independente, com seu próprio trato alimentar (Fig. 5.24). Elas prendem sua boca à parede intestinal do hospedeiro. Os segmentos se separam e passam com as fezes, geralmente se fixando nos pêlos ao redor da região do rabo do hospedeiro. Esses segmentos se parecem como grãos de arroz móveis e causam uma considerável irritação na região anal. As pulgas são hospedeiros intermediários comuns para os ovos, no ciclo de vida das tênias. *Dipylidium caninum* infesta cães e gatos, e a infestação por *Echinococcus granulosa* está ligada à alimentação do cão com carne crua. Essa tênia infesta humanos, sendo um agente zoonótico, e causa hidatidose ou cisto hidático.

Outros tipos de parasitas no cão e no gato incluem nematódeos (*Trichuris vulpis*) e ancilostomatídeos (*Uncinaria stenocephala*).

Um animal com vermes nem sempre apresenta sinais da infestação. Os sinais a seguir aparecem somente se a infestação afetar a resistência do animal:

- Irritação anal, notada pelo arrastar do cão na posição sentada para aliviar o prurido.
- Fome constante. O animal alimenta-se, mas perde peso.
- Vômito e diarréia.
- Aparência doente e pelagem sem brilho.
- Aumento do abdome (observado particularmente em animais jovens).

> **Prevenção a parasitas**
> - Vermifugar regularmente os animais.
> - Controlar os hospedeiros intermediários (pulgas e piolhos).
> - Limpar imediatamente as fezes.
> - Desinfetar as áreas onde as fezes estavam.
> - Lavar bem as mãos.
> - Lavar os utensílios dos animais separadamente dos utensílios humanos.
> - Não deixar o animal lamber o rosto.
> - Manter a região anal do animal limpa.
> - Realizar exame de fezes regularmente para sinais de infestação de parasitas.

Outros Parasitas Internos

Protozoários

São animais unicelulares, cujo tamanho pode ser microscópico ou visível a olho nu. O protozoário forma um cisto em alguma fase do seu ciclo de vida, o que o torna capaz de passar de um hospe-

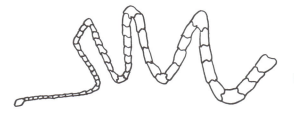

Figura 5.24 – Tênia.

deiro a outro e sobreviver temporariamente fora do animal. As doenças causadas por protozoários incluem:

- *Toxoplasmose*: causada por *Toxoplasma gondii*. Os cães (e ovelhas) normalmente são infectados ao ingerir fezes de gato contaminadas. O toxoplasma costuma ter gatos como portadores. O cisto passa pelas fezes desse animal e pode afetar qualquer espécie. Causa doenças zoonóticas em humanos e é particularmente prejudicial a fetos, durante a gestação.
- *Coccidiose*: é causada por *Coccidia* e resulta em diarréia nos cães, que se infectam após ingerir água contaminada ou quando vivem em ambientes superpovoados.
- *Leishmaniose*: é causada por um protozoário transmitido pelo mosquito flebótomo. É endêmica na bacia mediterrânea, no Oriente Médio e em muitas regiões tropicais e subtropicais do mundo. O parasita invade primeiramente as células brancas do sangue e, depois, outros tecidos do corpo. É um agente zoonótico, e o parasita possui um período de incubação que pode ser extremamente longo. Os sinais clínicos incluem perda de peso, doença de pele, dores articulares, febre intermitente e lesões renais.

Banho e Secagem: Considerações Gerais

Cães

A escolha do banho depende de quem vai executá-lo, um profissional ou o próprio dono. Nos salões, os banhos são dados por profissionais de estética canina (Fig. 6.1); alguns desses profissionais reciclam a água. Como alternativa, uma banheira humana ou pia podem ser usadas. Independentemente do tipo de banheira, certifique-se de que a altura esteja ajustada corretamente para o banho de cães pequenos ou grandes.

Para o banho em casa, a escolha é obviamente sua. Você pode usar uma banheira ou pia comuns ou ainda comprar uma banheira específica, se preferir. Entretanto, lembre-se sempre de usar banheiras com fundo antiderrapante para que o cão não se machuque.

Antes de iniciar o banho do seu cão, é essencial que todos os equipamentos estejam à mão para não deixar seu cão desacompanhado. Os equipamentos necessários incluem xampu, condicionador, esponja, balde, chuveiro de mão, pano para absorver a umidade e toalhas (Figs. 6.2 e 6.3).

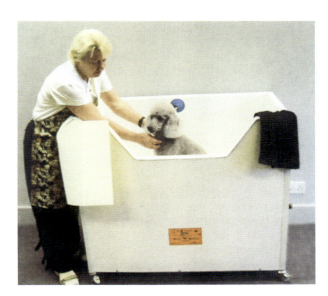

Figura 6.1 – Banheira que utiliza água reciclável, desenvolvida para esteticistas.

86 Banho e Secagem: Considerações Gerais

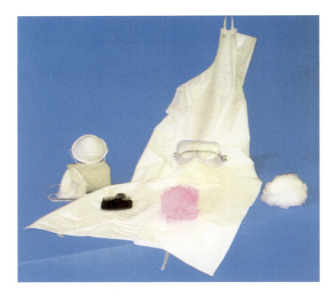

Figura 6.2 – Acessórios de proteção e aplicadores de xampu.

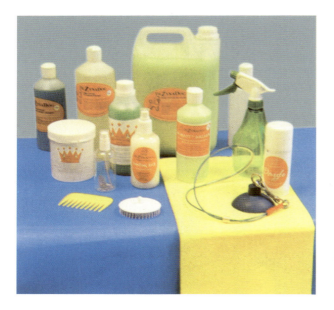

Figura 6.3 – Xampus, pano absorvente e chuveiro de mão.

Xampus e Condicionadores

Há cinco tipos principais de xampu:

- *De limpeza*: contém substâncias fortes que agem contra a gordura e a sujeira.
- *Suave*: remove gordura e sujeira, deixando alguns óleos naturais.
- *Medicamentoso*: contém um suave produto bactericida que age na pele.

- *Veterinário*: prescrito por médicos veterinários para condições especiais da pele.
- *Inseticida*: para matar parasitas.

Embora existam diferentes tipos de xampus para os diversos tipos e colorações de pelagem, todos se encaixam em uma das categorias anteriormente mencionadas. Um xampu deve ser usado de acordo com as instruções do fabricante, mas geralmente é diluído. Algumas vezes, você poderá atender cães com muita oleosidade ou particularmente sujos e, nesses casos, uma pequena quantidade de sabonete líquido ou xampu não diluído pode ser suficiente. Use um sabonete líquido *somente* como último recurso, pois removerá os óleos naturais da pelagem.

Muitos condicionadores também estão disponíveis. A única maneira de descobrir o condicionador apropriado para cada cão é por meio de tentativa, uso ou recomendação. Não use esse produto em excesso e enxágüe-o completamente, pois o pêlo poderá ficar engordurado.

Procedimento para Banho

A maioria dos cães fica feliz ao tomar banho, desde que o procedimento seja feito com cuidado. Existem animais que reagem mal ao chuveiro, assim não se deve manter a pressão muito elevada. O banho pode ser dado com freqüência, desde que um xampu de qualidade seja oferecido para manter a oleosidade natural. Como mencionado anteriormente, não é recomendado dar banho na pelagem do tipo arame; outros métodos de limpeza da pelagem serão discutidos no Capítulo 11 ("Perfil das Raças"). O banho em um cão deve seguir um procedimento de rotina para assegurar que o trabalho tenha sido feito de forma minuciosa.

- Verifique a temperatura da água na parte interna de seu pulso, para certificar-se de que está na temperatura do corpo.
- Prepare o xampu.
- Coloque o cão na banheira (garanta a segurança do animal ao colocar um tapete de borracha no fundo da banheira e um prendedor).
- Molhe bem o cão, mantendo o chuveiro perto do seu corpo. Inicie pela parte de trás dos ombros e trabalhe sobre o corpo, as patas, o rabo e, finalmente, a cabeça. Esse método auxilia no caso de cães nervosos, pois não os estressa jogando água nos olhos e orelhas. Trabalhe com a água por entre a pelagem para se certificar de que esta esteja totalmente molhada; isto é particularmente importante para pelagens pesadas e densas. Tome cuidado para não jogar água nas orelhas ou no focinho. Os cães de pequeno porte ou focinho pequeno podem se afogar quando a água entra nas narinas e chega aos pulmões. A água no canal auditivo pode causar irritação.
- Verifique e esvazie as glândulas anais, se necessário (ver Cap. 3).
- Aplique o xampu usando uma esponja, assim forma-se uma boa quantidade de espuma – esta mostra que o xampu está funcionando. Comece a ensaboar o rabo para remover algum resíduo proveniente das glândulas. Então, ensaboe as pernas e as patas traseiras (Fig. 6.4).
- Ensaboe o corpo e as partes inferiores, pernas dianteiras, patas, ombros e tórax. Finalmente, aplique xampu cuidadosamente na cabeça (Fig. 6.5). Cubra os olhos do animal para que o xampu não os irrite e limpe a espuma passando o polegar. Lembre-se de lavar a barba. Colocar o xampu atrás da cabeça diminui a chance de atingir os olhos; isto pode ainda impedir que o cão se agite.
- Enxágüe o cão da cabeça ao rabo, usando as mãos para empurrar a espuma e a água pela pelagem (Fig. 6.6). Geralmente, é necessário usar xampu duas vezes em um cão para se certificar de que o pêlo esteja completamente limpo. Dessa forma, a primeira passada de xampu pode ser rápida.

88 Banho e Secagem: Considerações Gerais

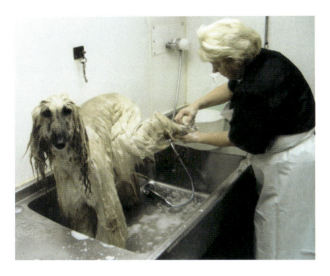

Figura 6.4 – Aplicação de xampu nas patas traseiras.

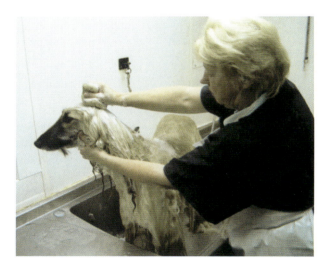

Figura 6.5 – Aplicação cuidadosa de xampu na cabeça.

- Aplique outra vez o xampu, da mesma maneira descrita anteriormente.
- Enxágüe bem, certificando-se de que todo o produto foi removido (Fig. 6.6). A ausência do som característico do xampu significa que toda a espuma foi removida e isto é muito importante, pois o resíduo pode resultar em uma pelagem sem vida e sem brilho, além de irritar a pele.
- Aplique o condicionador na pelagem, se necessário (ver Cap. 9, sobre xampu e condicionador para diferentes tipos de pelagens).
- Enxágüe completamente.
- Pressione o excesso de água da pelagem com suas mãos ou use um pano para absorver a umidade.
- Enxugue o cão com uma toalha.

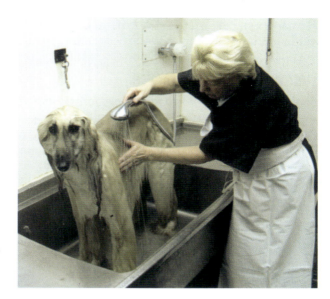

Figura 6.6 – Certifique-se de que a água entra na pelagem.

Secagem

A escolha do equipamento para secagem do animal depende se você é um profissional ou se cuida somente do próprio animal. A secagem é feita da seguinte forma:

- Seque a pelagem completamente.
- Remova qualquer nó ou emaranhados de pêlos.
- Remova os pêlos mortos.

Durante a secagem, mantenha atenção para nódulos ou massas na pele, qualquer erupção ou diferença na textura da pelagem. Esses sinais básicos podem indicar algum problema subjacente – assim, você poderá advertir o médico veterinário antecipadamente.

Equipamento para Secagem
- Panos para absorver umidade.
- Toalhas.
- Secador de alta velocidade (soprador).
- Secador de mão.
- Secadores de mesa.
- Secador com suporte para gaiolas.
- Cabine de secagem.

Secagem com Toalha

As toalhas ou panos absorventes removerão o excesso de água da pelagem. A vantagem do pano absorvente de umidade é que pode ser torcido e utilizado novamente, visto que as toalhas ficam inutilizadas. Na prática comercial, usa-se o pano absorvente para retirar o excesso de água da pelagem e depois uma toalha para a secagem. Muitas raças requerem uma secagem adicional, entretanto algumas pelagens macias podem ser completamente secas dessa forma (ver Cap. 9).

Ao usar esses itens, tenha certeza de estar realizando suas ações firmemente, porém não esfregue muito forte a pelagem, pois isto pode embaraçar os pêlos longos. Ao término dessa etapa, não deve haver excesso de água ao mexer na pelagem.

Outros Métodos de Secagem

Secadores de Alta Velocidade (Sopradores; Figura 6.7)

Esses equipamentos são importantes em um salão comercial, uma vez que reduzem drasticamente o tempo de secagem. O poder de secagem da máquina "remove" o excesso de água e pêlos mortos do cão, além de separar a pelagem. Entretanto, alguns cães podem não gostar do som ou da força do soprador, e a insistência no uso desse aparelho poderá amedrontá-lo. Existem processos específicos para diferentes tipos de pelagens, que serão discutidos no Capítulo 9. Idealmente, o esteticista deve utilizar óculos de proteção ou máscara ao manejar esse equipamento, pois a perda de pêlos e pele morta pode causar irritação nos olhos e a inalação de pêlos pode acarretar problemas respiratórios. Entretanto, isto ocorrerá somente após muito uso.

O soprador deve ser usado cautelosamente em um cão que não conhece esse equipamento. Mostre a máquina ligada no ajuste mais fraco e sempre de trás para a frente do cão. Mantenha o bocal perto da pele. Caso o cão sinta-se confortável, mova o aparelho gradualmente pelo corpo do animal até, por último, chegar à cabeça. Se o cão continuar tranquilo, aumente o poder de secagem, mas se o cão se queixar retorne ao estágio mais fraco. Sempre use o soprador de cima para baixo e de um lado para o outro; nunca em círculos. Se o soprador for utilizado da maneira correta, ele dividirá e separará a pelagem sem formar nós (Fig. 6.8). Continue trabalhando a pelagem até ela se separar e toda a água ser retirada (Fig. 6.9). Se o cão aceitar o soprador por todo o corpo, pode-se secar cuidadosamente ao redor da cabeça; cubra os olhos do cão com suas mãos e delicadamente segure cada orelha e seque-as, mantendo o canal auditivo fechado.

Secador de Mão

Esse tipo de secador (Fig 6.10) é mais conhecido como "secador para humanos". Eles podem ser úteis como complementos em um salão profissional para a secagem de pequenas áreas umedecidas

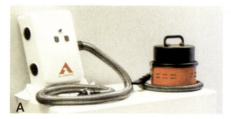
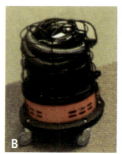
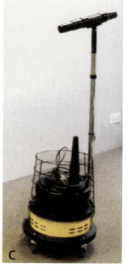

Figura 6.7 – (A a C) Secadores de alta velocidade (sopradores).

Banho e Secagem: Considerações Gerais 91

Figura 6.8 – Utilização do soprador.

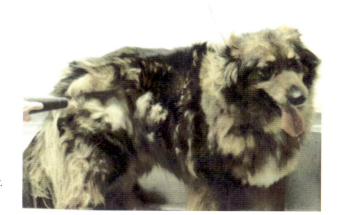

Figura 6.9 – Pelagem após o uso do soprador.

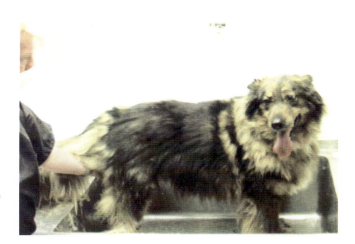

Figura 6.10 – Secador de mão.

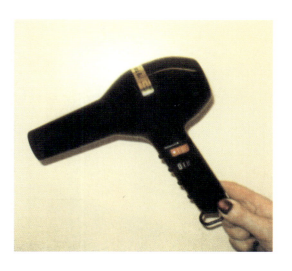

ou áreas de difícil acesso em cães maiores, como axilas. Se for lavar e secar o cão em casa, o secador de mão é uma boa alternativa pelo seu preço, mas é de difícil utilização, uma vez que os cães não podem ser escovados ao mesmo tempo. Apoios especiais podem ser adquiridos nesses casos, mas definitivamente não é a maneira mais fácil ou rápida de secar seu cão.

Secadores de Mesa (Figura 6.11)

Esse tipo é o mais usado em salões comerciais e, como o nome sugere, pode ser utilizado com o cão sobre uma mesa devido ao seu suporte. Geralmente, possuem motores muitos poderosos, com calor variável, diversas velocidades, e altura ajustável. A principal vantagem desses secadores é que suas mãos ficam livres para usar a escova ao mesmo tempo em que seca o animal. Esse procedimento é imprescindível para certas raças, como o Poodle (Ut-Wo) ou Bichon Frisé (To-Wo). Procedimentos específicos para o uso do secador de suporte estão descritos no Capítulo 9.

Secadores com Suporte para Gaiolas e Cabine de Secagem (Figura 6.12)

Para esses dois métodos de secagem o princípio é o mesmo – o cão é confinado a uma área segura, com circulação de ar aquecido ao seu redor. O secador com suporte normalmente é conectado a

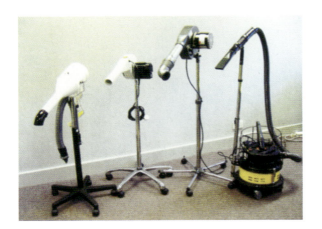

Figura 6.11 – Secadores de mesa.

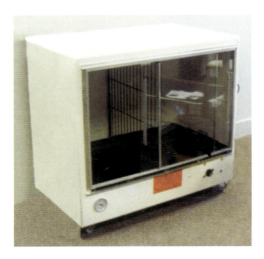

Figura 6.12 – Cabine de secagem.

uma gaiola de metal normal para cães. Já a cabine de secagem é uma unidade desenhada especificamente com ventilador para circulação de ar e uma temperatura regulável para garantir a segurança e o conforto do cão. Ambos os métodos devem ser monitorados com atenção, pois o cão pode ficar superaquecido se deixado por muito tempo no aparelho. Entretanto, muitos cães idosos e muitos gatos gostam de dormir num ambiente quente e calmo e, por vezes, é difícil retirá-los de lá. Num salão, uma cabine de secagem é mais bem aproveitada quando usada em conjunto com um secador de alta velocidade para diminuir o tempo de secagem.

Gatos

Antes de lavar um gato, tente usar primeiramente um secador de cabelo, pois alguns gatos não toleram o barulho nem a força do secador e, ao final do trabalho, o gato poderá estar ainda encharcado.

Para o banho de um gato, selecione um xampu apropriado para gatos, pois nem todos os xampus são adequados para esses animais, em razão da sensibilidade de sua pele. É importante ter todos os equipamentos à mão antes de iniciar o banho, pois não se pode deixá-los sozinhos na banheira.

- Segure o gato pela nuca e pelo pescoço e, se quiser, deixe que ele descanse suas patas dianteiras na borda da banheira.
- Enxágue a pelagem, mantendo a mangueira do chuveiro perto da pele, certificando-se de que a água esteja morna. É importante que a água não esteja fria, pois gatos não toleram água fria. *Não* molhe a cabeça do gato, pois a água pode entrar no ouvido e causar problemas sérios.
- Comece a ensaboar o pescoço, o corpo e depois o rabo. Preste atenção particularmente na base do rabo, pois essa área pode estar muito suja. Ensaboe as pernas, lembrando de lavar as patas (Fig. 6.13). Enxágue completamente. Limpe ao redor de cada orelha e olhos usando diferentes pedaços úmidos de algodão.
- Pressione a pelagem com um pano absorvente para retirar o excesso de água (Figs. 6.14 e 6.15). Alguns gatos toleram o soprador, que pode ser utilizado com o gato dentro de uma gaiola ou com uma toalha (Fig. 6.16). Então, seque completamente com uma toalha (Fig. 6.17).
- A cabine de secagem é ótima para gatos, pois eles apreciam o calor. Caso não tenha uma cabine disponível, utilize um secador de mesa e um pente ou escova na pelagem para remover todos os nós e pêlos mortos. Uma rasqueadeira macia (Fig. 6.18) pode ser usada delicadamente nas patas, mas lembre-se de que a pele do gato é mais fina e sensível do que a do cão, então não utilize esse equipamento com força.

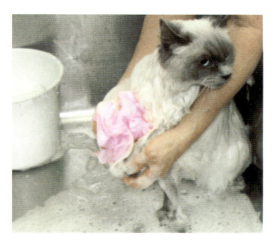

Figura 6.13 – Lavagem da pata do gato.

94 Banho e Secagem: Considerações Gerais

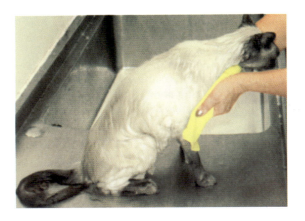

Figura 6.14 – Retire o excesso de água.

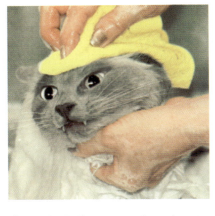

Figura 6.15 – Enxugue a cabeça do gato.

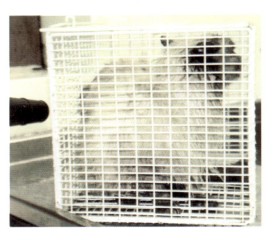

Figura 6.16 – Utilize o soprador com o gato na gaiola.

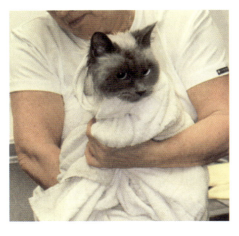

Figura 6.17 – Seque completamente o gato com a toalha.

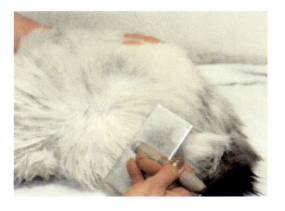

Figura 6.18 – Use uma escova para escovar a pelagem.

Banho e Secagem: Considerações Gerais 95

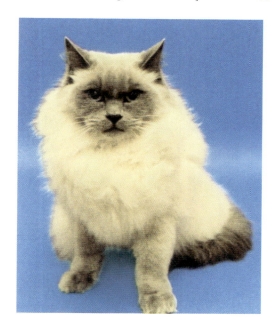

Figura 6.19 – Um gato bem lavado e escovado.

- Se a cabine de secagem for usada, retire o gato após 10min e penteie-o. Caso o pêlo ainda esteja úmido, retorne o animal à cabine por mais 10min. Sempre termine a secagem com um secador de mesa e penteie para certificar-se de que o gato esteja completamente seco, os pêlos mortos e os nós completamente removidos.

Primeiros Socorros Básicos

Objetivos e Metas

Os primeiros socorros são os cuidados emergenciais e o tratamento dado a um animal que repentinamente passa mal ou sofre ferimentos, antes de se iniciar os cuidados do médico veterinário. Os principais objetivos dos primeiros socorros são:

- Manter o animal vivo.
- Deixá-lo confortável.
- Auxiliar no controle da dor.
- Impedir a piora do quadro.

Diferentes situações requerem abordagens distintas. É essencial avaliar a situação rapidamente ao responder as seguintes questões:

- O animal está em perigo iminente?
- Você estará em perigo se ajudá-lo?
- O animal pode ser contido?
- Você pode mover o animal com segurança?

Em algumas circunstâncias há tempo suficiente para resolver a lesão ou problema e as situações não ameaçarão a vida do animal. Outras situações podem ser tão graves que o animal morrerá se os cuidados emergenciais não estiverem disponíveis.

Os primeiros socorros, que envolvem somente as ações iniciais de alguém que assistiu ou testemunhou o acidente, são muito limitados. Não envolvem diagnóstico ou tratamento das lesões, mas são realizados para preservar a vida, prevenir temporariamente que a condição do animal piore e dar tempo para levá-lo ao médico veterinário, que poderá diagnosticar a real condição do animal, a qual nem sempre é óbvia.

Avaliação

- *Muito grave*: deve-se agir imediatamente ou o animal morrerá. Exemplos são:
  – Parada cardíaca (parada cardiorrespiratória).
  – Obstrução da respiração em razão de um objeto posicionado na passagem do ar.
  – Parada respiratória.

- Sangramento de uma veia ou artéria principais.
- Reação alérgica aguda à picada de um inseto ou outra substância.
- *Grave*: deve-se agir dentro de 1h ou o animal poderá morrer. Exemplos são:
  - Cortes profundos, com perda considerável de sangue.
  - Choque estabelecido.
  - Lesões na cabeça.
  - Dificuldades respiratórias.
- *Séria*: deve-se agir dentro de 4 a 5h, caso contrário problemas mais sérios se desencadearão, podendo ameaçar a vida do animal. Exemplos são:
  - Fraturas ósseas que perfuram a pele (fraturas expostas).
  - Lesões na coluna.
  - Estágios iniciais de choque.
  - Dificuldade durante o parto (distocia).
- *Importante*: deve-se agir em 24h para prevenir maiores danos. Exemplos são:
  - Fraturas sem danos à pele (fraturas simples).
  - Vômito e diarréia prolongados.
  - Corpo estranho nos olhos ou ouvidos.

Ação Inicial

1. *Avalie a situação e permaneça calmo*. Examine rapidamente o animal e observe qualquer alteração óbvia.
2. *Contate o médico veterinário* para receber instruções iniciais e avisá-lo de que você está a caminho.
3. *Tome precauções para sua própria segurança*. Certifique-se de que o animal esteja corretamente contido antes de segurá-lo e levantá-lo, dessa forma ninguém será mordido.
4. *Estanque e cubra qualquer sangramento evidente*. Utilize pano estéril, se possível, prevenindo contaminações.
5. *Certifique-se de que o animal esteja respirando*. Caso a via respiratória esteja obstruída, tente desobstruí-la.
6. *Previna o choque* mantendo a temperatura corporal.

Manipulação e Transporte do Animal

Caso o animal esteja com a vida em risco, deve ser feita a remoção. Animais lesionados geralmente sentem dor e estão em choque ou amedrontados. Isto significa que ele poderá atacar quem tentar se aproximar ou manipulá-lo. Para proteger tanto a pessoa quanto o animal de riscos ou lesões iminentes são necessários alguns cuidados:

- Movimentos lentos são essenciais.
- Uma voz calma auxiliará a aproximar-se do animal.
- Manipule o animal o mínimo possível.
- Amordace o animal, se necessário, mas *apenas* se ele não apresentar dificuldade respiratória.

Transporte o animal para a clínica veterinária, apoiando alguma lesão evidente, como uma fratura de membro. Entretanto, antes de mover o animal, avalie rapidamente a sua condição. Isto é chamado de "ajuda inicial" e, se realizada prontamente, as chances de sobrevivência do animal aumentam consideravelmente. Os pontos a serem realizados na ajuda inicial estão descritos a seguir:

- Verifique as vias aéreas para certificar-se de que não estejam obstruídas; se estiverem, verifique se podem ser desobstruídas.
- Verifique a respiração para assegurar-se de que o animal consegue respirar e para auxiliar na respiração artificial, se necessária.
- Verifique o coração e o pulso, avaliando a freqüência cardíaca e registrando-a. Caso o coração tenha parado, inicie imediatamente a massagem cardíaca.

A avaliação e ajuda iniciais devem ser relatas ao médico veterinário ao chegar à clínica a fim de reduzir atrasos no tratamento do animal lesionado.

Transporte

Cães Pequenos e Gatos

O transporte de cães de pequeno porte e gatos deve ser feito numa gaiola ou numa caixa de transporte para gatos, confirmando existir aeração suficiente. Atualmente, muitos proprietários possuem uma caixa de transporte de gatos, que é o ideal para cães pequenos, desde que haja espaço suficiente para que o animal fique confortável (Fig. 7.1). Caso contrário, ele pode permanecer nos braços do proprietário dependendo da lesão (Fig. 7.2).

Cães de Médio Porte

Caso esse tipo de cão apresente uma pequena lesão, ele deve ser incentivado a andar vagarosamente. Se não for capaz de andar, coloque seu braço na frente das patas dianteiras e o outro ao redor das patas traseiras (desde que essa posição não seja contra-indicada em decorrência dos ferimentos do animal) e eleve o animal, segurando-o perto do seu corpo, com as patas livres e a parte de baixo suspensa (Fig. 7.3).

Cães de Raças Gigantes e de Grande Porte

Esses cães devem ser levantados por duas ou mais pessoas, uma apoiando a cabeça e o tórax e a outra apoiando o abdome e os quartos traseiros. Se o animal for muito grande para ser levantado,

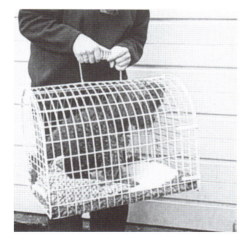

Figura 7.1 – Gaiola de transporte para cães de pequeno porte ou gatos.

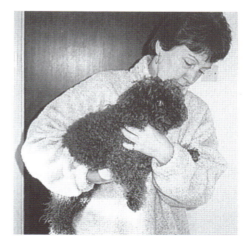

Figura 7.2 – Cão de pequeno porte lesado sendo transportado nos braços.

100 Primeiros Socorros Básicos

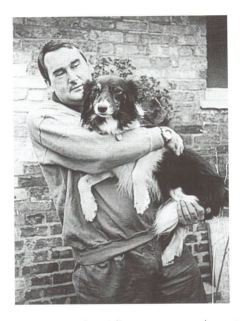

Figura 7.3 – Cão de médio porte carregado contra o corpo da pessoa, o que serve como apoio.

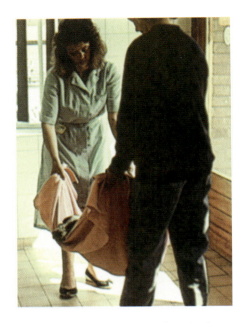

Figura 7.4 – O levantamento do animal com cobertor requer duas ou mais pessoas.

utilize, com duas ou mais pessoas, um cobertor ou uma maca (Fig. 7.4). Arraste o animal sobre o cobertor, colocando-o em decúbito lateral, e levante-o usando os cantos do cobertor. Se não houver pessoas suficientes para ajudar, apenas arraste o cobertor, desde que a superfície do chão seja lisa. O cobertor pode ser utilizado para cães menores com problemas na coluna vertebral (Fig. 7.5).

Levantamento Seguro do Animal

Seja qual for o tamanho da lesão do animal, é sempre importante levantá-lo da forma correta. Ajoelhe-se antes de levantá-lo, em vez de dobrar a coluna. Dessa forma, a pessoa preserva sua própria coluna, porém se estiver em dúvida, peça ajuda (Fig. 7.6). Assim como nos primeiros socorros em seres humanos, existe uma *posição de recuperação* em que o animal deve ser colocado.

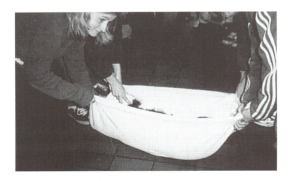

Figura 7.5 – Animais com suspeita de problemas na coluna podem ser transportados num cobertor.

Primeiros Socorros Básicos 101

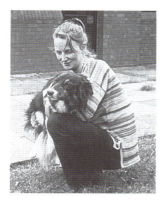

Figura 7.6 – Ao erguer o animal, mantenha as costas retas e os joelhos dobrados, para prevenir problemas na coluna.

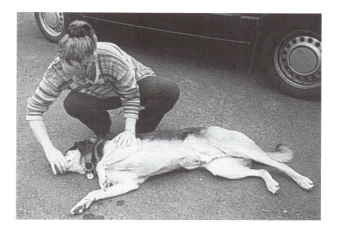

Figura 7.7 – Posição de recuperação para um animal lesado, mantendo as vias aéreas livres.

A menos que seja contra-indicada, esta é a posição de segurança na qual o animal deve ser mantido, a fim de garantir que ele respire bem e que o coração esteja exposto para qualquer procedimento de emergência necessário (Fig. 7.7). Para colocar o animal na posição de recuperação:

- Deite-o em decúbito lateral direito.
- Posicione adequadamente a cabeça e o pescoço de forma reta.
- Puxe a língua para frente, atrás dos dentes caninos, ou para um lado da boca.
- Remova a coleira ou a guia.

Verificações e Observações

- Observe qualquer sinal de sangramento na superfície ou na mucosa do animal, como, por exemplo, na boca, ânus, vulva, prepúcio ou ouvido.
- Verifique a coloração ao olhar a mucosa da pálpebra inferior e a membrana mucosa da boca e gengivas.

Verificação da coloração da membrana mucosa
- *Pálida*: indica choque ou sangramento sério (interno ou externo).
- *Azulada*: também referida como cianótica, indica falta de oxigênio para as células dos tecidos.
- *Amarelada*: indica icterícia e pode ser causada por um excesso de pigmento biliar na corrente sanguínea e geralmente envolve o fígado, de algum modo.
- *Avermelhada/congesta*: revela superoxigenação após exercícios, choque térmico ou uma condição febril.

- Tempo de preenchimento capilar. Levante a borda superior da boca e pressione o dedo sobre a gengiva superior (Fig. 7.8). Esse procedimento provoca a saída do sangue na superfície capilar, deixando a área pressionada temporariamente branca. O tempo de preenchimento é o tempo que demora para a coloração rosada voltar ao normal, conforme os capilares são preenchidos

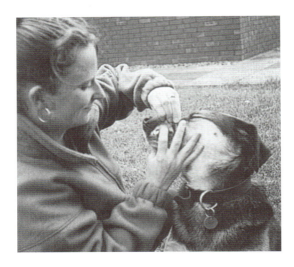

Figura 7.8 – Verifique o tempo de preenchimento capilar pressionando a gengiva superior do cão.

novamente pelo sangue. O tempo normal de preenchimento capilar é de 1 a 1,5s. Um tempo maior que este é considerado "vagaroso" e deve ser relatado, pois pode indicar um grau de choque.
- Taxa e qualidade do pulso. Normalmente são verificadas na área da virilha, na parte traseira da artéria femoral. A taxa refere-se à velocidade do pulso, que é um reflexo da batida do coração. O pulso deve ser medido durante 1min inteiro para se obter um resultado real. A qualidade do pulso refere-se ao quão forte, fino, fraco ou normal ele está. Para mensurar a qualidade do pulso, é importante que o manipulador possua alguma experiência.
- A taxa respiratória é obtida e medida na velocidade normal, rápida, vagarosa ou superficial.
- A temperatura corporal é checada sentindo-se as extremidades do corpo, como pés e a terminação do rabo. Caso a temperatura esteja mais alta ou baixa do que o normal, o manipulador terá noção de calor ou frio nas extremidades.
- Registre o nível de consciência do animal. Em outras palavras, o animal responde a estímulos como chamar pelo seu nome, um barulho ou movimentos súbitos?
- Registre algum odor diferente do corpo do animal e se este odor vem da boca, ânus ou da pelagem.

Ao avaliar um animal com alguma doença ou lesão, o registro do pulso, uma idéia geral da temperatura corporal e a taxa respiratória fornecerão informações sobre:

- A habilidade do corpo de controlar a sua temperatura.
- Habilidade cardíaca de pulsar o sangue na circulação para alcançar todas as células corporais.
- Habilidade circulatória de transportar eficientemente o sangue.
- Habilidade do sistema respiratório em suprir a necessidade de oxigênio corporal.

Temperatura

Uma queda de temperatura corporal pode ser observada em:

- Choque e sangramento grave.
- Morte iminente (animal moribundo).
- Imediatamente antes do parto.

A temperatura pode ser mensurada com um termômetro, tocando as extremidades (patas) ou notando a posição do corpo (curvado ou disperso). A temperatura corporal normal verificada no termômetro é:

- Cão: 38,3 a 38,7°C (100,9 a 101,7°F).
- Gato: 38 a 38,5°C (100,4 a 101,6°F).

Pulso

O pulso é um meio de verificar a função do coração (cardíaca) e sanguínea (vascular). A cada batimento cardíaco, as paredes das artérias expandem e contraem seu tamanho para permitir a criação de uma onda de sangue que passa e mantém a velocidade de fluxo – isto é denominado pulso. Caso ocorra uma mudança na função cardíaca ou no volume sanguíneo que passa pelos vasos, haverá uma mudança correspondente na pulsação (velocidade) ou na característica. É essencial para o operador despender algum tempo praticando como mensurar o pulso, tanto no animal normal como com alterações, para melhorar sua habilidade. Essa medida diminuirá drasticamente o tempo que o operador levará para encontrar o pulso do animal. Palavras que são usadas para descrever o pulso incluem:

- Intermitente.
- Contínuo – pulso lento e leve.
- Irregular.
- Forte.
- Fraco.

Um pulso normal é descrito como regular, forte ou firme. O pulso é obtido onde uma artéria corre perto da superfície corporal. Cada pulsação corresponde a uma contração dos ventrículos esquerdo e direito do coração. Os locais incluem:

- Artéria femoral, localizada na região da virilha na parte medial do fêmur da pata traseira.
- Artéria digital, situada na superfície cranial ou anterior da região do jarrete, na pata traseira.
- Artéria coccígea, localizada na parte ventral (sob o lado) da base do rabo, diretamente acima do ânus.

O local mais comum para se obter o pulso é a artéria femoral (Fig. 7.9), na pata traseira. Antes de se mensurar o pulso, o cão deve ser contido apropriadamente; duas pessoas bastam para que essa tarefa seja mais fácil.

Mensuração do Pulso

1. Espere que o animal esteja contido.
2. Uma vez que ele esteja calmo, mensure o pulso colocando os dedos sobre a artéria escolhida.
3. Quando apropriadamente localizada, conte o pulso durante 1min usando um relógio colocado na outra mão. Nunca conte por período menor que esse, pois o pulso pode mudar rapidamente e uma leitura menor que 1min poderia não ser adequada e, conseqüentemente, seria inútil.
4. Anote a contagem do pulso até o final do minuto.
5. Relaxe a contenção e agrade o animal.

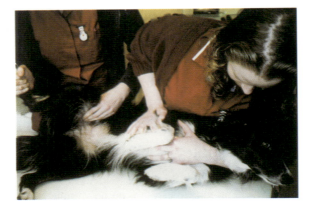

Figura 7.9 – Mensuração do pulso (femoral).

As taxas normais do pulso são:

- Cães*: 60 a 180bpm.
- Gatos: 110 a 180bpm.

Os termos usados para pulso são:

- *Disritmia*: indica que o pulso e a taxa cardíaca não estão sincronizados. O pulso é mais baixo devido ao bombeamento sanguíneo ineficiente.
- *Arritmia sinusal*: refere-se ao aumento na taxa do pulso na inspiração e à diminuição na expiração; isto geralmente é considerado normal.
- *Pulso rápido*: ocorre quando os tecidos não possuem oxigênio suficiente e o coração compensa aumentando a velocidade para suprir as necessidades corporais. Um pulso rápido é normal após exercícios.

O pulso aumenta em razão de:

- Exercícios.
- Estresse ou excitação.
- Doença do coração / da válvula cardíaca.
- Choque ou perda de sangue.
- Dor.
- Temperatura alta / febre.

O pulso diminui:

- Ao dormir.
- Devido à inconsciência.
- Em razão de doença cardíaca.

---

* A variação na taxa do pulso nesses animais decorre dos diferentes tamanhos das raças, de toys (próxima à taxa superior [180]) a raças gigantes (próxima à taxa inferior [60]).

Respiração

A respiração normal é quase silenciosa, embora o fluxo de ar possa ser ouvido nas vias aéreas. Os sistemas respiratório, cardíaco e circulatório são muito próximos e interligados, conseqüentemente a modificação que ocorre em um influencia no outro. Se os níveis de oxigênio e dióxido de carbono no sangue tornam-se anormais, isto é observado na coloração do animal, na respiração e na taxa e característica do pulso. Algumas raças de cães e gatos (raças de focinho curto) podem produzir sons consideráveis durante a respiração, em razão da anatomia das vias aéreas; isto é normal.

Existe um ritmo durante a respiração, como o tempo entre inspiração e expiração, que deve ser igual. A respiração pode variar pelo uso de músculos esqueléticos ou voluntários do peito (tórax). Devido à habilidade voluntária em alterar a respiração, o pulso só deve ser mensurado com o animal acalmado. Qualquer contenção poderá causar aumento na freqüência respiratória.

A leitura pode ser obtida tanto durante a inspiração quanto expiração. A leitura *não* deve ser obtida quando o animal:

- Estiver ofegante (preocupante quando observado em gatos).
- Tiver se exercitado recentemente.
- Estiver estressado pela contenção.
- Estiver adormecido.

Taxas normais de respiração são:

- Cães: 10 a 30 movimentos respiratórios/min.
- Gatos: 20 a 30 movimentos respiratórios/min.

Obtém-se essa taxa cronometrando-se durante 1min, com um relógio na outra mão, e anotando-se a profundidade da respiração.

A respiração pode aumentar devido a:

- Choque ou sangramento.
- Exercício recente.
- Dor.
- Excitabilidade.
- Choque térmico.

A respiração pode diminuir em razão de:

- Inconsciência.
- Adormecimento.
- Envenenamento.
- Diminuição da temperatura corporal (hipotermia).

Os termos que descrevem a respiração são:

- *Taquipnéia*: refere-se à respiração rápida e superficial.
- *Hiperpnéia*: significa estar ofegante.
- *Apnéia*: não há respiração.
- *Cheyne-Stokes*: respiração irregular (respiração profunda e, em seguida, respiração superficial rápida), observada rapidamente antes da morte.
- *Dispnéia*: significa dificuldade em expirar e inspirar; freqüentemente é dolorosa.

Sinais de dificuldade respiratória incluem:

- Expiração forçada.
- Narinas dilatadas.
- Cabeça e pescoço estendidos.
- Cotovelos afastados do tórax.
- Respiração pela boca.
- Movimentos exagerados de tórax e abdome.
- Sons.
- Incapacidade de manter a respiração calma.

Técnicas de Salvamento

- O coração parou: parada cardíaca.
- A respiração parou: parada respiratória.

As duas situações listadas anteriormente referem-se, em conjunto, à parada cardiopulmonar (pulmonar é um termo usado para vasos que levam sangue aos pulmões e de volta ao coração). O objetivo da ressuscitação cardiorrespiratória é restabelecer as ações do coração e pulmão e prevenir danos cerebrais irreversíveis, que poderão ocorrer se os tecidos são privados de oxigênio por algum tempo. Os danos às células do corpo podem ocorrer 3 a 4min após a parada cardíaca. Portanto, é importante estar adequadamente preparado para gerenciar essas emergências e saber que o tempo é curto para evitar danos permanentes aos tecidos.

> Na prática veterinária, os métodos de ressuscitação incluem o uso de drogas que estimulam o coração e a respiração, mas estas devem ser administradas somente pelo médico veterinário, portanto não é um procedimento de primeiros socorros.

Compressão Cardíaca

Cães de Pequeno Porte e Gatos

- Coloque o animal em posição de recuperação (no lado direito, com cabeça e pescoço estendidos e língua puxada para frente).
- Segure o tórax com o polegar e os dedos da mesma mão e pressione sobre o coração e logo atrás dos cotovelos.
- Apóie o corpo do animal com a outra mão sobre a área espinhal lombar.
- Durante o tempo todo, mantenha a cabeça e o pescoço do animal retos para facilitar a respiração.
- Pressione o polegar e os outros dedos sobre o coração; isto fará uma compressão na caixa torácica e no coração, que será pressionado entre as costelas.
- Repita essa ação aproximadamente 120 vezes/min.
- Observe se as contrações cardíacas se restabeleceram.

Cães de Porte Médio

- Coloque o animal na posição de recuperação.
- Coloque a palma de uma das mãos na parte superior do tórax, logo atrás do cotovelo e sobre o coração (Fig. 7.10).
- Posicione a outra mão embaixo do animal ou uma sobre a outra para apoiar o coração enquanto este é comprimido.

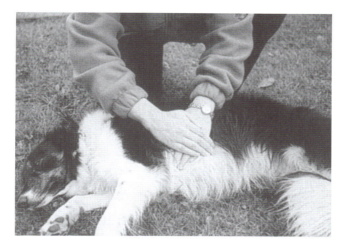

Figura 7.10 – Posição da mão para massagem cardíaca (cão de médio porte).

- Pressione o tórax para baixo com movimentos firmes e precisos.
- Repita essa operação cerca de 80 a 100 vezes/min.
- Observe se as contrações cardíacas se restabeleceram.

Cães de Grande Porte, com Tórax Amplo ou Obesos

- Coloque o cão em decúbito dorsal, com sua cabeça ligeiramente mais baixa que seu corpo.
- Coloque a palma de uma das mãos na extremidade abdominal do esterno.
- Coloque uma mão sobre a outra.
- Pressione firmemente o tórax, empurrando as mãos em direção à cabeça do animal.
- Mantenha a cabeça e o pescoço retos durante todo o procedimento.
- Repita essa operação 80 a 100 vezes/min.
- Observe se as contrações cardíacas se restabeleceram

A Figura 7.11 mostra a posição das mãos para a massagem cardíaca, em cães de grande porte sem tórax amplo. Independentemente do tamanho do animal, faça intervalos de 20s para checar o batimento cardíaco ou o pulso e, então, continue.

Parada Respiratória

Qualquer que seja a causa, se a respiração tiver parado, ela deverá ser reiniciada com urgência. Existem dois métodos para reiniciar a respiração:

- Respiração artificial: Método manual.
- Técnica boca-nariz.

Respiração Artificial

- Coloque o animal em posição de recuperação.
- Libere as vias aéreas de qualquer material que possa estar bloqueando-as.
- Coloque uma mão sobre as costelas, atrás da escápula (Fig. 7.12).
- Comprima o tórax com movimentos descendentes precisos.

108 Primeiros Socorros Básicos

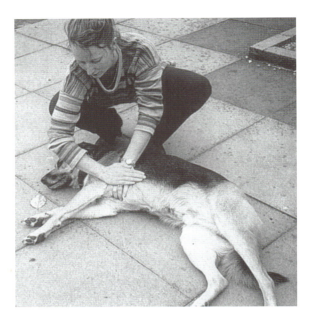

Figura 7.11 – Posição da mão para massagem cardíaca (cão de grande porte).

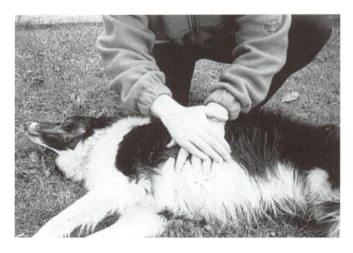

Figura 7.12 – Posição da mão para respiração artificial (mãos sobre as costelas e atrás do ombro).

- Permita a expansão do tórax e, então, repita os movimentos descendentes.
- As compressões devem ser repetidas em intervalos de aproximadamente 3 a 5s, até o reinício da respiração.
- Mantenha a cabeça e o pescoço retos o tempo todo para melhorar a passagem de ar nas vias aéreas.

Técnica Boca-Nariz
- Coloque o animal em posição de recuperação.
- Libere as vias aéreas.

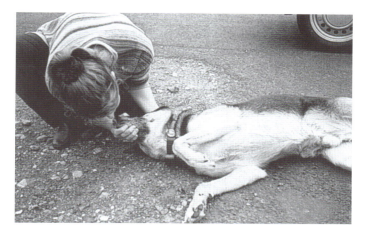

Figura 7.13 – Ressuscitação boca-focinho, com as vias aéreas retas e a boca fechada; o operador respira dentro do focinho.

- Coloque um tecido ou um pano fino sobre o nariz do animal (para segurança pessoal).
- Mantenha o pescoço do animal reto o tempo todo.
- Mantenha a boca do animal fechada segurando as partes superior e inferior do maxilar juntas.
- Respire nas narinas do animal para inflar seus pulmões (Fig. 7.13).
- Repita o procedimento em intervalos de 3 a 5s.
- Observe se a respiração se restabeleceu.

Essa técnica fornece ao animal oxigênio não utilizado na respiração da pessoa e o dióxido de carbono exalado, ajudando a estimular o reflexo da respiração ou o reflexo de arfar no animal.

Sangramento (Hemorragia)

O sangramento, ou hemorragia, é a perda de sangue dos vasos sanguíneos danificados e pode causar sérios problemas. Uma grande perda de sangue pode diminuir o volume circulatório de sangue o suficiente para causar choque. Mesmo pequenas perdas de sangue durante um período podem potencialmente colocar o animal em risco.

O sangramento nem sempre é visível; pode ser interno, principalmente após uma queda ou um acidente de trânsito. Portanto, devem-se observar os sinais gerais do sangramento:

- Coloração: pálida.
- Atitude: apático ou desatento.
- Sede intensa.
- Pulso e respiração acelerados, aparentando fraqueza.
- Patas e rabo (extremidades) frios ao toque (Fig. 7.14).
- Temperatura corporal abaixo do normal.
- Tempo de preenchimento capilar demorado.

Caso a perda de sangue seja intensa, os sinais incluem aqueles de fluxo reduzido de sangue nos órgãos vitais, tais como:

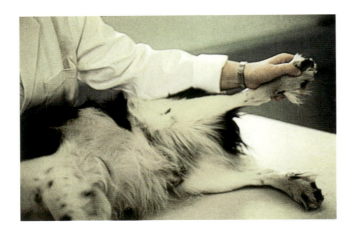

Figura 7.14 – Toque as extremidades para avaliar a temperatura corporal.

- O animal torna-se agitado.
- Dificuldade respiratória.
- O animal pode apresentar um episódio característico.
- O animal é incapaz de se levantar e torna-se inconsciente.

> **Quais vasos sanguíneos são danificados?**
> - *Artérias*: o sangue possui coloração vermelho-brilhante (oxigenado) e jorra de forma sincronizada com a batida do coração.
> - *Veias*: o sangue possui coloração vermelho-escura (desoxigenado) e apresenta fluxo constante.
> - *Capilares*: o sangue é vermelho-brilhante, envolve pequenas artérias e veias e sai em fluxo lento constante.

Métodos para Estancar o Sangramento

Seja qual for o método usado, ele *não* pode interferir na capacidade do animal para respirar; prefira a via normal do nariz. Além disto, em caso de sangramento no nariz (epistaxe), ao tentar retardar a perda de sangue nenhum tratamento de primeiros socorros deve interferir nas vias aéreas. Os métodos descritos anteriormente são soluções temporárias e podem ser usados somente por curto período, até que o médico veterinário assuma o comando.

Pressão Digital

Esse método é utilizado na superfície da ferida. Um pano estéril ou limpo feito de material absorvente é pressionado na área para controlar a perda de sangue. Deve-se tomar cuidado ao usar essa técnica no caso de existir pedaços de metal, vidro ou madeira na ferida, pois a pressão poderá afundar ainda mais o objeto, o que pode dificultar a sua localização ou causar lesões às estruturas internas. O tempo limite para esse método é de 5 a 15min; após esse tempo, o sangue deve ser reposto. Após a reposição, o método pode ser utilizado novamente.

Pontos de Pressão

Em muitos locais do corpo, as principais artérias estão posicionadas perto da superfície corporal e muitas passam por estruturas sólidas, como o osso, e suprem de sangue as extremidades, como

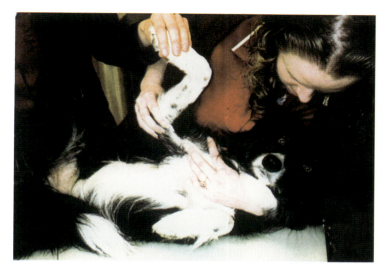

Figura 7.15 – Posição do ponto de pressão abaixo da pata dianteira.

membros e rabo. A pressão em uma artéria onde cruza um osso pode diminuir ou mesmo parar o suprimento sanguíneo além da área pressionada. Se a ferida ocorrer na extremidade, esses pontos podem ser usados para aplicar pressão como uma medida temporária para conter a perda de sangue.

- *Membros anteriores*: a pressão é aplicada dentro da área medial do cotovelo para retardar a artéria braquial (Fig. 7.15).
- *Membros posteriores*: a pressão é aplicada no mesmo local usado para obter o pulso na área da virilha, no fêmur, para retardar a artéria femoral.
- *Rabo*: a pressão é aplicada na parte ventral ou no lado medial da base do rabo para retardar a artéria coccígea.

O tempo limite para a aplicação da pressão nesses locais é de 5 a 10min. Após esse tempo, deve-se permitir a restauração do fluxo sanguíneo no tecido. A reaplicação da pressão ou o uso de outro método podem ser necessários antes do exame do médico veterinário.

Pressão com Bandagens

Esse método pode ser usado inicialmente ou após um ou ambos os métodos previamente descritos se o sangramento não parar até a chegada do auxílio veterinário. A pressão com bandagens pode ser aplicada somente nas extremidades, como membros (abaixo do cotovelo ou do joelho) e rabo. Ela é aplicada com certa intensidade para constringir e diminuir o fluxo sanguíneo nos vasos de superfícies que suprem a área, limitando, assim, a perda de sangue.

A bandagem é aplicada com gaze em abundância ao redor da lesão. A bandagem é colocada de maneira firme no local para incluir a área da pata. Se o sangue atravessar a bandagem, deve-se colocar mais gaze no local. Se a pata não estiver incluída, poderá ocorrer um inchaço abaixo da área da bandagem, devido à obstrução causada no fluxo tecidual que retorna ao tronco a partir da extremidade. Outra vez, esta é uma medida temporária até a chegada do veterinário. A bandagem pode permanecer no máximo por 1h antes de o fluxo ser restabelecido.

Choque

Choque é um termo utilizado para descrever uma síndrome clínica complexa e potencialmente fatal. Essa síndrome envolve insuficiência do suprimento sanguíneo aos tecidos, resultando na falta de oxigenação celular. A falta de oxigênio nas células é denominada hipóxia tecidual e pode ser fatal se o quadro não se estabilizar.

Quando há perda de sangue pelos vasos sanguíneos danificados, o corpo tenta compensar redistribuindo sangue para as estruturas vitais, como o cérebro e o coração. Isto ocorre à custa de outros órgãos, como rins, pele, intestino e músculos. A hipóxia tecidual resultante pode causar graves danos aos órgãos.

Existem várias causas que levam ao choque. Alguns exemplos são:

- Perda de sangue por vasos danificados.
- Dor ou estresse em animais muito amarrados.
- Problemas cardíacos que interferem no bombeamento normal de sangue ao coração.

Os sinais do choque incluem:

- Coloração pálida.
- Extremidades frias.
- Enfraquecimento do animal, dormindo até um estágio inconsciente.
- Aumento da taxa cardíaca e respiratória.
- Tempo de preenchimento capilar maior que 2s.

Até que o animal seja tratado pelo médico veterinário, o manipulador deve iniciar o procedimento de prevenção ao choque. Provavelmente, o único procedimento útil que pode ser feito é a manutenção da temperatura corporal. Se o corpo não realizar vasoconstrição periférica nos membros e no rabo, o choque pode ser retardado e até mesmo prevenido.

O choque possui três formas:

1. *Iminente*: é esperado devido a eventos ocorridos ou ferimentos sofridos pelo animal.
2. *Estabelecida*: se estiver acontecendo, o animal deve receber tratamento médico urgente, que envolve transfusão de sangue ou uso de expansores de plasma.
3. *Irreversível*: o tratamento não é capaz de salvar a vida do animal, pois os sistemas do corpo estão gravemente danificados.

O objetivo do tratamento é impedir que o choque passe para o próximo estágio. Para alcançar essa meta:

- Mantenha a temperatura corporal ao envolver o animal em cobertores ou toalhas (Fig. 7.16) e massageie continuamente ou friccione as extremidades (pernas e patas) para estimular o fluxo sanguíneo. Nunca use calor artificial, pois a temperatura do animal pode ficar muito alta.
- O nível da cabeça deve estar ligeiramente abaixo do corpo para melhorar o fluxo de sangue ao cérebro.
- Interrompa qualquer perda adicional de sangue.
- Ajude o animal a respirar colocando-o na posição de recuperação e, se necessário, forneça respiração artificial caso ele pare de respirar.
- Registre o pulso.
- Leve-o ao médico veterinário o mais rápido possível.

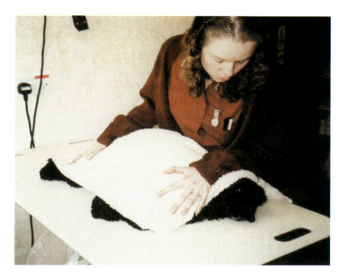

Figura 7.16 – Manutenção da temperatura corporal.

Condição Cardíaca

O correto funcionamento do coração é essencial para o suprimento de oxigênio, nutrientes e outros elementos a todas as células do corpo. Também é necessário na remoção de metabólitos e subprodutos dos tecidos corporais. Se algo interromper o funcionamento do coração, todo o corpo será afetado. A doença cardíaca pode se desenvolver lentamente ou estar presente desde o nascimento. Geralmente, o animal está bem, mas em casos progressivos graves de doença cardíaca a insuficiência cardíaca pode ser inevitável, assim qualquer situação estressante para o animal deve ser cuidadosamente controlada. Os sinais observados são:

- Dificuldade respiratória.
- Tossir após períodos de descanso.
- Desmaios.

O tratamento (se o animal estiver inconsciente) envolverá ressuscitação cardiorrespiratória, quando houver paradas cardíaca e respiratória. Mantenha o animal aquecido para evitar o choque e encaminhe-o ao médico veterinário urgentemente.

Envenenamento

Um veneno, ou toxina, é qualquer substância que entra no corpo em quantidade suficiente para prejudicar o organismo. Os cães são ávidos para comer o que encontram e, conseqüentemente, envenenam-se com mais freqüência que os gatos. Entretanto, o envenenamento primário pode ocorrer em gatos ao lamberem seu pêlo com alguma substância tóxica aderida. O gato possui um sistema enzimático hepático precário para desintoxicação, por isso o efeito do envenenamento pode ser muito sério. O envenenamento secundário também pode ocorrer em gatos, particularmente após se alimentarem com camundongos, ratos ou outro animal nocivo.

O veneno pode entrar no corpo de várias formas:

- Pela boca (ao comer ou lamber-se).
- Aspiração.
- Absorção pela pele.
- Por um corte.

Os animais podem ser envenenados por várias substâncias potencialmente tóxicas, muitas das quais são produtos comuns de uso doméstico. As fontes podem ser plantas tóxicas ou produtos químicos, como:

- Pesticidas para jardim, como veneno para lesma, herbicidas, fungicidas etc.
- Veneno para rato, como varfarina.
- Tintas e soluções de limpeza para pincéis.
- Desinfetantes, como alvejantes e produtos de limpeza.
- Medicamentos, como ácido acetilsalicílico, anti-hipertensivos e comprimidos para dormir.

O ácido acetilsalicílico é considerado tóxico para os gatos. Devido ao metabolismo desses animais, o efeito dessa droga pode durar 30h (aproximadamente 12h no cão), o que pode causar uma *overdose* se o proprietário medicá-los novamente. Os gatos podem se envenenar ao se lamberem, em particular com produtos como removedores de tinta e pinturas à base de creosoto e óleo.

Se uma pelagem estiver contaminada por algum produto, remova o contaminante o mais rápido possível, usando luvas para evitar que o produto entre em contato com a pelagem do animal. Utilize um líquido de limpeza na *pelagem seca* e lubrifique a parte afetada do pêlo; manipule o sabonete líquido com os dedos nas mechas de pêlos até que o contaminante comece a sair. Lave com água morna e use xampu próprio para gatos na pelagem úmida. Enxágue por completo e seque o animal. Trate para evitar choque e procure auxílio médico veterinário, se necessário. Não use outro sabonete líquido que não o líquido de limpeza (ou xampu próprio para gatos), pois este é bem diluído para que não cause danos às mãos humanas e nem aja como veneno para o gato.

Pouquíssimos venenos geram sinais clínicos distintos. A maioria causa sinais não específicos, relatados inicialmente pelo proprietário como comportamento anormal. Somente mais tarde observam-se agressividade, excitação, depressão, instabilidade nas patas, salivação, vômito, diarréia, dores abdominais e/ou episódios característicos. O animal pode ainda ficar pálido, com perda da temperatura corporal e tempo de preenchimento capilar lento.

O proprietário é a pessoa que mais sabe o que é normal ou anormal em seu animal de estimação, portanto leve em consideração o que ele tem a dizer, registre e entre em contato com o médico veterinário o mais rápido possível. Essas informações são importantes para que o veterinário o aconselhe sobre os próximos passos. Caso o proprietário saiba qual o princípio envolvido no envenenamento, ele deve levar, se tiver, a embalagem do produto para a avaliação do médico veterinário. A menos que seja instruído, não manipule o animal doente, pois poderá causar mais danos, principalmente se o veneno for corrosivo. Até a examinação do médico veterinário:

- Coloque o animal na posição de recuperação.
- Auxilie nos problemas respiratórios.
- Mantenha a temperatura para evitar o choque.
- Registre o pulso e os batimentos cardíacos.
- Conforte o animal e não o deixe desacompanhado.
- Leve-o ao médico veterinário o mais rápido possível.

Picadas de Insetos

Em geral, as picadas são mais dolorosas do que prejudiciais. Entretanto, é possível que um animal tenha reação alérgica ao veneno do inseto ou que a picada tenha sido perto das vias aéreas do animal, obstruindo a respiração. Se a bolsa de veneno estiver na pele, nunca a aperte, pois isto poderá injetar mais veneno no animal. Remova-a cuidadosamente, se possível, ou leve o animal ao veterinário para que ele remova a bolsa de veneno com segurança.

- *Picadas de vespa*: são alcalinas, portanto o tratamento consiste em uma solução ácida, como vinagre em um pano ou em compressa.
- *Picadas de abelha*: são ácidas, portanto o tratamento consiste em soluções alcalinas, como bicarbonato de sódio misturado com água em um pano ou na forma de compressa.

O objetivo do tratamento é neutralizar o veneno. Nem sempre é possível saber qual inseto picou o animal; nesses casos aplique uma compressa fria ou uma flanela com cubos de gelo na área para reduzir o inchaço e controlar a dor antes de iniciar o tratamento veterinário.

Fraturas

Uma fratura consiste numa rachadura superficial ou quebra total do osso. Os objetivos dos primeiros socorros para fratura são evitar que a situação piore e deixar o animal confortável para o transporte seguro até a clínica veterinária. As causas de fraturas do osso são variadas e incluem:

- Acidentes rodoviários.
- Mau jeito após um pulo.
- Queda de uma mesa ou superfície alta.

Tipos de Fraturas

- *Simples*: o osso quebra, mas não existem lesões na pele.
- *Composta*: o osso quebra e há feridas na pele ou o osso ultrapassa a pele. Uma fratura simples mal manipulada pode se tornar uma fratura composta.

A Figura 7.17 mostra uma fratura do fêmur direito e inflamação extensa do tecido. Os sinais da fratura incluem:

- Perda das funções do membro afetado, que não suporta o peso.
- Dor ao toque ou recusa da manipulação.
- Posição, forma ou movimento incomuns do membro.
- Inchaço e contusão.

O melhor tratamento para um animal com fratura óssea é levá-lo rapidamente ao médico veterinário, mas tome cuidado para não causar nenhuma lesão adicional ao manipulá-lo. Algumas fraturas também são complicadas por danos a outros tecidos ou tecidos adjacentes como vasos sangüíneos, nervos ou órgãos. Dependendo da fratura, os primeiros socorros consistem em:

- Parar o sangramento.
- Limpar e cobrir as feridas.

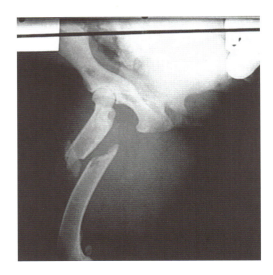

Figura 7.17 – Radiografia de uma fratura do fêmur demonstrando inflamação intensa do tecido.

Imobilize o local da fratura, mas isto somente é possível quando as articulações acima ou abaixo do local podem ser imobilizadas por uma tala. Se o enfaixe for possível, sempre aplique a faixa no membro, na posição que o encontrou. Por exemplo, se a pata dianteira estiver posicionada lateralmente ao invés de permanecer paralela à outra pata não a coloque na posição correta – enfaixe-a como foi encontrada. Os materiais utilizados para a tala são:

- Revista ou jornal enrolados.
- Pedaço de madeira leve ou régua.

> **Quais partes do corpo podem ser enfaixadas?**
> - Membros posteriores (do cotovelo à pata).
> - Membros anteriores (da articulação femorotibiopatelar à pata).
> - Rabo.

Se o enfaixe não for possível:

- Confine o animal em local confortável.
- Acalme o animal e não o deixe desamparado.
- Trate para evitar o choque.
- Manipule o animal com cuidado e não movimente a fratura de forma desnecessária.
- Leve-o ao médico veterinário urgentemente.

Deslocamento

O deslocamento é a saída de um ou mais ossos do sistema da articulação. O deslocamento difere da fratura devido à movimentação que ocorre somente entre as articulações e não ao longo do comprimento de um osso. Os sinais de deslocamento são similares aos da fratura:

- Dor.
- Função articular anormal.

- Encurtamento ou extensão do membro envolvido.
- Posição ou ângulo articular anormal e deformidade.

O deslocamento em geral envolve a patela (joelho). Isto pode decorrer de trauma em acidente rodoviário, mas pode ser também um defeito hereditário, particularmente em raças caninas de pequeno porte. O deslocamento do joelho varia de suave (um deslizamento ocasional da patela) a muito grave (a patela permanece fora da posição). Uma claudicação temporária é observada se a patela for capaz de retornar à posição normal após um deslocamento. Nesse caso, ao levantar a perna, a patela deslizará novamente para a posição normal e a pata poderá ser novamente colocada para trás. Se a patela continuar permanentemente fora da posição:

- Não tente colocá-la na posição correta.
- Uma compressa fria no joelho pode ajudar a aliviar a dor.
- Trate para evitar choque.
- Procure auxílio veterinário.

Lesões nos Tecidos Moles

- *Torção*: esse processo envolve sempre uma articulação, com danos aos ligamentos adjacentes e outros tecidos. A recuperação é lenta à medida que os tecidos rotos e estiramentos começam a se reparar. As regiões mais comuns são as patas anteriores e posteriores.
- *Estiramento*: esse processo envolve um tecido muscular que se rompeu ou estirou. Isto pode ocorrer em qualquer parte do corpo, entretanto os locais mais comuns são a parte inferior da pata dianteira, pescoço e músculos do ombro.

Essas lesões requerem tratamento veterinário, dependendo do tipo da intensidade da lesão no músculo, dor ou impossibilidade de usar a área afetada.

Feridas

As feridas referem-se a lesões de estruturas contínuas de qualquer tecido no corpo, mais comumente na superfície da pele.

Cicatrização de Feridas

A cicatrização por primeira intenção ocorre nas feridas que:

- Não estão contaminadas com areia, terra e microrganismos.
- Possuem bordas vivas e limpas que possam ser unidas.
- Foram limpas até 1h após a ocorrência da lesão.
- Cicatrizam-se, conforme as bordas se unem, 10 dias após a ocorrência da lesão.

A cicatrização por segunda intenção ou granulação ocorre nas feridas que:

- Estão contaminadas com areia, terra e microrganismos.
- Possuem bordas irregulares e, possivelmente, perda de pele.
- Não foram limpas dentro de 2h após a ocorrência da lesão.
- Possuem bordas com ampla abertura.
- Estão contaminadas.
- Demoram semanas ou meses para se cicatrizar.

As feridas são classificadas como abertas ou fechadas. A *ferida fechada* é aquela que não penetra a espessura total da pele, como as contusões, hematomas ou bolsas de sangue resultantes de pequenas lesões nos vasos sanguíneos. O tratamento para essas feridas compreende o uso de compressa fria (por exemplo, cubos de gelo envoltos em flanela) imediatamente após a lesão para reduzir o inchaço tecidual local e ajudar a controlar a dor. Esse tratamento só é útil imediatamente após a lesão.

Nas *feridas abertas*, ocorrem danos na superfície tecidual e algum sangramento. São categorizadas de acordo com o tipo de dano e falta de tecido:

- *Feridas incisionais*: possuem bordas limpas, são doloridas devido aos danos à porção terminal dos nervos superficiais e tendem a não parar de sangrar. São causadas por objetos afiados, como tesouras ou facas.
- *Feridas laceradas*: possuem pedaços irregulares e, algumas vezes, há perda de seções da pele (avulsão). Entretanto, como o tecido está rompido e estirado, a dor é menor do que em feridas incisionais e não sangram tanto. São causadas por ferimentos de mordida, máquina de tosa ou pentes.
- *Feridas perfurantes*: essas feridas possuem bordas estreitas e são profundas, com apenas uma pequena abertura na pele, que é coberta por uma casca (Fig. 7.18). A casca da ferida é uma barreira para entrada de microrganismos. A ferida é causada por objetos perfurocortantes, como dentes (feridas por mordidas) ou tesouras. Também podem ser causadas por pregos ou parafusos que penetram na pata (embora não sejam tão profundas, ainda propiciam infecção). Todas essas feridas são contaminadas com microrganismos que ficam retidos no local. Os múltiplos agentes provocam o desenvolvimento de uma infecção localizada, que pode aumentar de tamanho, formando um abscesso. Os abscessos são muito dolorosos, geralmente causando perda da função do membro, se localizados nos tecidos próximos.
- *Abrasões e arranhões*: são observados como pequenas dilacerações da superfície da pele, com contaminantes nas áreas lesadas. São causados por fricção e lâminas da máquina de tosa superaquecidas ou danificadas A lesão causada pela ruptura cutânea é observada como uma secreção sérica proveniente dos capilares, somente nas camadas superficiais da pele. Essas lesões são dolorosas, formam hematomas e geralmente inflamam.

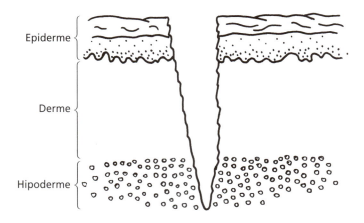

Figura 7.18 – Feridas perfurantes apresentam um caminho estreito e longo e podem provocar formação de um abscesso.

- *Larvas de moscas (miíase)*: são observadas quando as moscas botam ovos ao redor da ferida aberta. Após eclodir, a larva da mosca migra para dentro da ferida e escava, lesionando os tecidos. As larvas alimentam-se dos fluidos da ferida e tecido vivo, causando dor ao hospedeiro. Um fluido marrom-avermelhado é, em geral, observado na pelagem e a área pode ficar suja e com mau odor.

Cuidados com as Feridas

Quanto antes uma ferida é limpa utilizando-se soluções anti-sépticas à base de água, melhores são as chances de não se desenvolver infecção. *As soluções usadas na limpeza de feridas não devem causar mais inflamação ou danos e não devem conter sabão ou detergente.* A prevenção da multiplicação de microrganismos na ferida faz toda a diferença na cicatrização por primeira intenção (dentro de 10 dias) ou segunda intenção (retardo na cicatrização ou granulação).

Primeiramente, corte o pêlo ao redor da ferida para expor o local e, então, se possível, limpe a área. As soluções utilizadas na limpeza são:

- Água corrente.
- Água e anti-séptico diluído.

Uma vez limpa, sempre cubra a ferida para prevenir a contaminação e o agravamento do estado da lesão pelo animal e leve-o ao médico veterinário.

Lesões Oculares

Qualquer animal com lesão ocular ou com visão prejudicada sentirá muita dor. É muito importante aproximar-se do animal vagarosamente e falar com ele, advertindo-o da sua aproximação. O animal pode ficar assustado e machucar o manipulador, a menos que precauções sejam tomadas e as técnicas corretas de manipulação, utilizadas.

Os tipos de lesões incluem:

- *Lesões causadas por produtos químicos*: podem provocar sérias lesões na estrutura do olho. Irrigue sempre o olho, o mais rápido possível, usando água corrente para remover qualquer produto. Não deixe de atender o animal e leve-o ao médico veterinário.
- *Protrusão do globo ocular*: significa que o olho está fora da pálpebra e o cordão do nervo óptico estira-se conforme as pálpebras ficam inchadas. Nunca toque no globo ocular. Siga o tratamento recomendado:
    – Mantenha sempre o olho úmido. Use água corrente numa compressa e coloque-a no olho para lubrificá-lo.
    – Uma vez úmido, embebede a compressa novamente na água corrente e coloque no olho delicadamente.
    – Prenda ou coloque na posição correta com bandagem.
    – Não deixe de atendê-lo e evite que o animal se automutile.
    – Mantenha a temperatura e deixe o animal quieto; trate-o para o choque.
    – Leve-o à assistência veterinária urgentemente.

O ponto importante a ser lembrado é que o olho não deve permanecer seco. Algumas raças de cães são propensas à protrusão em razão de suas faces pequenas, como o Pug, Pequinês e Boxers. Tenha muita atenção ao cuidar dessas raças.

Se o manipulador estiver presente quando acontecer a protrusão, coloque o olho no lugar segurando as pálpebras superior e inferior e puxe-as delicadamente sobre o globo ocular. Esse processo só é possível imediatamente após a lesão. Não tente efetuar essa operação se mais que 10min tiverem se passado e siga os passos mencionados anteriormente.

- *Lesões perfurantes*: são observadas quando um objeto cortante ou instrumento entra em alguma estrutura do olho. Nunca puxe o corpo estranho para fora do olho, mesmo se for grande o bastante para segurá-lo. Se o objeto for removido de forma não cirúrgica, o fluido na câmara anterior do olho (humor aquoso) poderá escapar, levando a câmara posterior a sofrer protrusão para frente, destruindo, desse modo, a estrutura do olho. A manipulação implica manter o olho úmido (ver protrusão do globo ocular, anteriormente), evitar a automutilação e levar o animal ao médico veterinário com urgência.

Parafimose

É a incapacidade de o pênis ingurgitado retrair para o prepúcio, após ereção e/ou acasalamento. O tratamento objetiva proteger o pênis exposto, tentando recolocá-lo dentro do prepúcio. O animal pode inadvertidamente automultilar-se lambendo o tecido. Isto causa danos consideráveis à membrana mucosa que cobre o pênis, seguido pelo desenvolvimento de inchaço substancial. Mantenha o tecido exposto umedecido com água, pois é necessário que ele não seque. Compressa com gelo pode auxiliar na redução do inchaço para reduzir o pênis ao prepúcio. O médico veterinário deverá ser consultado caso a redução não seja possível por esse método.

Problemas Metabólicos

Os problemas a seguir podem requerer primeiros socorros.

- *Diabetes mellitus*.
- Epilepsia.

Diabetes Mellitus

Existem muitas formas dessa doença, mas elas causam o mesmo problema, que é o excesso de glicose no sangue. O diabetes é controlado pelo proprietário do animal:

- Dando injeções de insulina, que retira a glicose do sangue e a transfere para dentro das células.
- Controlando a dieta a fim de reduzir a absorção de glicose pelo intestino.

Essas duas ações auxiliam a reduzir as concentrações de glicose sanguínea.

Deve-se ainda tomar cuidado com os sinais associados a baixo teor de açúcar no sangue (hipoglicemia). Isto pode ocorrer num animal diabético que não come mesmo quando a insulina é fornecida, resultando em *overdose* dessa substância. Ao mesmo tempo, é importante não deixar a glicose sanguínea cair a níveis muito baixos. Isto pode ser prevenido pelo ajuste do sincronismo entre a alimentação e a administração de insulina.

O coma diabético (hiperglicemia) pode decorrer do excesso de glicose no sangue, se a insulina não estiver sendo fornecida. Os sinais do coma diabético incluem:

- Baixa tolerância ao exercício.
- Sonolência.

- Agressividade.
- Aversão ao alimento.
- Andar cambaleante.

Esses sinais podem ser seguidos por fraqueza muscular, colapso e coma. Se o animal ficar inconsciente, não se deve fornecer glicose oral, devendo-se encaminhá-lo ao médico veterinário o mais rápido possível.

Epilepsia

A epilepsia também é conhecida como convulsão ou ataque. O animal apresenta perda do controle corporal durante o episódio. A causa é muito difícil de se determinar devido à variedade de tipos e está ligada a alterações da atividade elétrica no cérebro, que leva à perda da consciência. As possíveis causas de epilepsia no animal incluem:

- Diminuição da glicose sanguínea (hipoglicemia).
- Estresse em animais muito amarrados.

Com base na gravidade, a epilepsia pode ser:

- *Pequeno mal*: dura alguns segundos, conhecidos como uma ausência, e afeta somente uma parte do cérebro. Os sinais incluem falta de atenção, olhar fixo no espaço e confusão aparente.
- *Grande mal*: é grave, dura minutos a horas e afeta todo o cérebro. O animal apresenta contrações musculares, seguidas por perda da consciência, movimentos de pedalar, tremores e incontinência.
- *Status epilepticus*: refere-se a episódios característicos seguidos de convulsões, seqüencialmente. O episódio não pode ser diminuído pelos primeiros socorros, mas pode ser prolongado por estimulação contínua por ruídos altos (rádio, música ou TV), luzes brilhantes ou manipulação brusca. Portanto, é importante controlar a situação para prevenir que outros ferimentos ocorram enquanto o animal está convulsionando.

Antes do exame veterinário, é importante:

- Não tentar conter o animal.
- Diminuir a claridade e reduzir o barulho.
- Abrir a janela ou a porta parcialmente, melhorando a circulação de ar.
- Remover os objetos (por exemplo, mobília) do local ou empurrá-los para longe do animal, quando possível.
- Não deixar o animal sozinho por longo tempo e certificar-se de que as vias aéreas não estejam obstruídas (por exemplo, por vômito ou pela língua).
- Segure-o somente quando começar a se recuperar, verificando se o animal responde ao chamado.

Choque Térmico

É resultado de um aumento excessivo da temperatura corporal, causado por aumento da temperatura ambiental. Os cães e gatos não perdem calor pela pele devido à sua densa pelagem e à falta de glândulas sudoríparas. Conseqüentemente, eliminam o excesso de calor corporal usando o sistema respiratório, inalando ar frio pelo nariz e exalando rapidamente o ar quente pela boca. Quanto mais rápido essa troca ocorre, mais rapidamente a temperatura corporal baixa – por isso o cão fica ofegante após exercícios. A variação normal da temperatura corporal foi fornecida anteriormente neste capítulo.

O choque térmico é raramente observado em gatos, e nos cães ocorre quase sempre porque o animal está confinado, em um dia de calor, sem acesso à sombra, numa área seca ou num veículo com ventilação insuficiente.

Obs.: em dias quentes, a temperatura dentro do carro é mais alta do que a do ambiente, mesmo com a janela aberta. Nunca deixe o animal sozinho no carro.

Quando a temperatura do ambiente excede a temperatura corporal do animal, torna-se impossível que ele mantenha a temperatura de seu corpo dentro dos limites normais. O choque térmico afeta todos os cães, mas correm mais riscos, se expostos ao calor excessivo, animais:

- Com pelagem densa e volumosa.
- Com sobrepeso.
- De focinho curto.
- Com problemas cardíacos.
- Idosos.
- Com doenças que afetam a respiração.

No choque térmico, arfar torna-se ineficaz e a temperatura corporal aumenta rapidamente. Se a temperatura corporal não for imediatamente reduzida, poderá levar o animal à morte. Os sinais de choque térmico incluem:

- Respiração ofegante e salivação.
- Membranas mucosas avermelhadas e brilhantes (verificar a gengiva).
- Vômito.
- Excitação/ansiedade.
- Desorientação.
- Colapso/incapacidade de se levantar.
- Alta temperatura corporal (41 a 43°C).

É essencial reduzir rapidamente a temperatura corporal da seguinte maneira:

- Retire o animal do ambiente quente.
- Baixe a temperatura, colocando na região do pescoço um pacote de vegetais congelados.
- Enrole o animal em uma toalha ou cobertor molhado com água fria e continue derramando água no tecido, mantendo a face do animal livre.
- Monitore a temperatura corporal do animal.
- Se o animal tiver desmaiado, coloque-o em posição de recuperação para auxiliar na respiração.
- Se o animal estiver consciente, incentive-o a beber continuamente pequenas quantidades de água (sem controlá-lo, o animal pode beber grandes quantidades de forma muito rápida e vomitar).
- Fazer tratamento para choque se a temperatura cair abaixo do normal.
- Mesmo que a temperatura corporal se normalize, é necessário que o animal seja examinado por um cirurgião veterinário o mais rápido possível caso haja novos aumentos de temperatura.

Bandagem

Razões para bandagem incluem:

- Proteção de uma ferida.
- Prevenção de automutilação e interferência.
- Dar suporte aos tecidos moles (músculos ou ligamentos), em casos de torções e estiramentos.

- Contenção do sangramento (bandagem com pressão).
- Prevenção de contaminação.

Camadas da Bandagem

- *Proteção*: é estéril e colocada sobre a ferida para prevenir a contaminação futura do local.
- *Enchimento*: fornece absorção e preenchimento, como, por exemplo, algodão (Fig. 7.19).
- *Bandagem*: segura o enchimento e a proteção, protegendo-os do meio ambiente e do paciente (Fig. 7.20).

A bandagem tem que ser confortável. Se ela estiver muito apertada, o animal tentará removê-la, ou então os tecidos mais superficiais serão machucados pela constante lambedura e mastigação do animal. A bandagem evita que o animal interfira na área protegida e restringe os movimentos quando há fraturas ósseas ou tecidos lesionados e, dessa forma, limita a dor. A bandagem deve ficar no lugar pelo tempo necessário. Deve-se tomar cuidado com:

- Desconforto.
- Interferência ou automutilação (na tentativa de remover a bandagem).
- Umidade ou sujeira na bandagem.

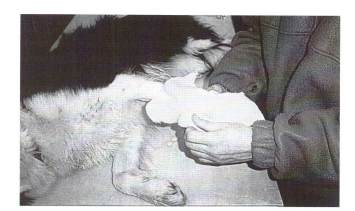

Figura 7.19 – A área a receber a bandagem é protegida por um enchimento.

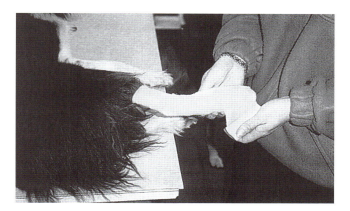

Figura 7.20 – Bandagem mantendo o enchimento e a proteção no lugar certo.

Regras para Bandagem

- Lave as mãos antes de colocar a bandagem, para prevenir infecção.
- Separe todos os materiais antes de prender o animal.
- Nunca grude a fita adesiva no pêlo ou pelagem do animal, em razão da difícil remoção.
- Não utilize grampos especiais ou elásticos para segurar as terminações da bandagem. Utilize fita adesiva estreita na superfície da bandagem.
- No caso de bandagem de pernas, inclua as patas, caso contrário elas incharão.
- Se desconhecer o temperamento do animal, coloque focinheira nele para a sua segurança.

Colocação da Bandagem

Bandagem de Membros

Na perna, é importante colocar a bandagem de forma espiral (Fig. 7.21) para evitar formação de anéis de pressão sob a pele. Um anel de pressão se forma quando uma bandagem é colocada de maneira circular ou quando a bandagem sai de sua posição original no membro e forma anéis em outros locais.

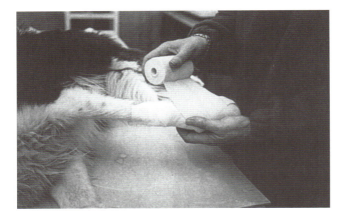

Figura 7.21 – Colocação da bandagem em espiral.

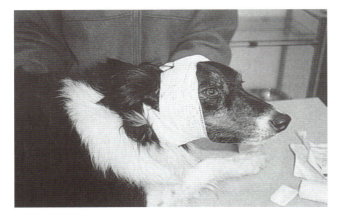

Figura 7.22 – A bandagem da cabeça não deve impedir a respiração.

Uma bandagem muito apertada pode fazer com que haja acúmulo de líquido nos tecidos, evitando o fluxo normal. Para assegurar que a bandagem não esteja muito apertada, deve ser possível colocar com facilidade dois dedos nas terminações da bandagem (Fig. 7.22).

Posições Anatômicas

Posições anatômicas são jargões médicos utilizados para uma rápida comunicação sobre a posição da lesão ou descrição do local. Muitos desses jargões são originários do grego ou latim, mas ainda estão em uso. As posições anatômicas são usadas para descrever áreas do corpo do animal e são úteis para relatar um acidente ou lesão (Fig. 7.23).

As quatro palavras seguintes são outras formas de dizer: acima, abaixo, em frente e atrás, respectivamente:

- *Dorsal*: topo ou superfície traseira do corpo.
- *Ventral*: abaixo, superfície inferior ou próxima ao chão.
- *Cranial ou anterior*: situado à frente do corpo ou no sentido da cabeça.
- *Caudal ou posterior*: localizado no sentido das costas do corpo ou no sentido do rabo.

As palavras que significam lado, meio ou próximo ao nariz são:

- *Lateral*: para o lado (esquerdo ou direito) ou no sentido contrário ao meio do corpo.
- *Medial*: linha média do corpo ou de uma estrutura corporal.
- *Rostral*: na cabeça, mas no sentido do nariz.

As palavras que significam próximo ou distante de uma estrutura corporal (principalmente membros) são:

- *Proximal*: próximo ao tronco ou a uma estrutura mencionada.
- *Distal*: distante do tronco ou de uma estrutura mencionada.

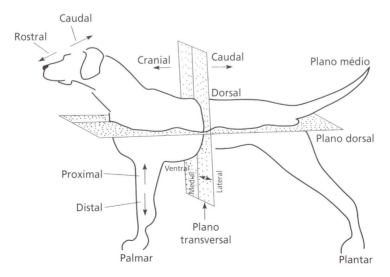

Figura 7.23 – Diagrama mostrando as posições anatômicas.

As palavras que indicam a superfície de um membro, principalmente as superfícies dos membros inferiores:

- *Palmar*: também chamada volar, indica a superfície caudal ou traseira de um membro anterior, abaixo do carpo ou da área do pulso.
- *Plantar*: indica a superfície caudal ou traseira de um membro posterior, abaixo do tarso ou tornozelo.

As palavras que significam dentro ou fora do corpo são:

- *Interno*: dentro do corpo.
- *Externo*: fora ou na superfície do corpo.

Doenças Infecciosas de Cães e Gatos

A palavra *doença* define uma anormalidade de estrutura ou função de uma porção de um órgão ou tecido corporal, que é acompanhada, em animais afetados, por um conjunto de sintomas ou mudanças comportamentais. As doenças infecciosas podem passar de um animal para o outro de várias formas. É difícil saber qual é o microrganismo responsável em um caso em particular.

Microrganismos e Doença

Os microrganismos encontram-se dentro ou fora do corpo:

- Na descarga oral, nasal ou ocular.
- Urina.
- Vômito.
- Sangue.
- Superfície da pele.

Algumas vezes, a doença é transmitida por um animal "portador". Esses animais não apresentam sinais clínicos da doença, mas:

- Podem ter apresentado a doença e estar recuperados (portadores convalescentes).
- Podem nunca ter apresentado sinais clínicos (portadores saudáveis).

Ambos os tipos de portadores espalharão a doença, pois carregam microrganismos para o seu ambiente, colocando outros animais em risco. Assim, os microrganismos são transmitidos da seguinte forma:

- *Contato direto*: quando partes do corpo de dois animais entram em contato, por exemplo, nariz com nariz ou nariz com ânus.
- *Contato indireto*: o contato é com um objeto inanimado, por exemplo, cama, bebedouro ou poste.
- *Transmissão por aerossol*: ocorre através do ar, na forma de gotículas por espirros, tosse ou correntes de ar.
- *Água ou comida contaminadas*: quando estiverem contaminadas por fezes ou urina provenientes de roedores ou outros.
- *Animais portadores*: estes espalham microrganismos em suas descargas, urina ou fezes, porém sem serem afetados, como na hepatite canina.

Incubação

É o período entre a contaminação do animal com o micróbio e o aparecimento dos sinais clínicos. O período de incubação depende de:

- *Quantidade de micróbios*: se os micróbios entram por via respiratória e/ou trato digestivo, as secreções diminuem a capacidade de a doença se espalhar, a não ser que o animal seja suscetível (ver próximo item).
- *Estado imune do animal*: se uma resposta imune adequada não for possível, o micróbio irá superar a resistência do animal hospedeiro.
- *Saúde geral*: se esta não estiver boa, o animal provavelmente estará suscetível.
- *Idade*: a resposta imune do corpo é afetada em animais muito jovens ou velhos.

Infecção

Se o microrganismo tiver entrado no animal hospedeiro e superado sua resistência, uma infecção pode, então, ocorrer. Algumas infecções são restritas a áreas específicas, como abscessos, ao passo que outras são chamadas "sistêmicas", pois se espalham por todo o corpo por meio da corrente sanguínea.

> **Termos relacionados a infecções**
> - Infecção clínica: são observados sinais de infecção.
> - Infecção subclínica: não há sinais clínicos.
> - Bacteremia: há bactérias na corrente sanguínea.
> - Septicemia: há multiplicação bacteriana na corrente sanguínea.

Métodos de Controle de Doenças

- Evite contato direto entre animais sãos e infectados.
- Mantenha altos níveis de higiene/desinfecção no ambiente do animal.
- Forneça tratamento para os animais infectados.
- Controle os parasitas a fim de prevenir a transmissão de doenças aos animais sadios.
- Mantenha os animais vacinados.

Bactérias

São organismos unicelulares. A maioria das bactérias apresenta tamanho compatível com o observado pelo microscópio óptico. Seus tamanhos e formas podem variar (Fig. 8.1), o que ajuda na sua classificação. Em condições favoráveis, as bactérias podem se dividir em duas a cada 15 a 20min (divisão binária). Em condições desfavoráveis para o seu crescimento, as bactérias formam esporos com cápsula protetora. As bactérias podem permanecer dentro dos esporos por muitos anos. A passagem de informação e material genéticos de uma bactéria doadora para um receptor bacteriano é chamada conjugação, sendo um método de sobrevivência bacteriana.

Vírus

São os microrganismos de menor tamanho. São sempre parasitas e se reproduzem por replicação. Esse processo ocorre quando o ácido desoxirribonucléico (DNA, *deoxyribonucleic acid*) viral ou

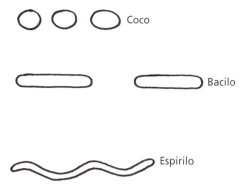

Figura 8.1 – Morfologias bacterianas.

o ácido ribonucléico (RNA, *ribonucleic acid*) (informação genética) consegue entrar em um organismo hospedeiro (as células de um organismo animal). Vírus diferentes possuem diferentes células-alvo no corpo.

A fita de material viral toma o controle do metabolismo da célula hospedeira e o direciona para a produção de réplicas de material viral. Quando um número suficiente de réplicas tiver sido produzido, o vírus fará com que a célula se rompa, liberando os vírus (cada um dos quais poderá então utilizar outras células do hospedeiro para se replicar).

O vírus não é uma célula – constitui-se por uma capa protéica que recobre uma fita de DNA ou RNA. Alguns vírus (Fig. 8.2) estão também envolvidos por uma membrana conhecida por envelope, que apresenta estruturas parecidas com espinhos em sua superfície que se aderem às células do hospedeiro antes de entrar.

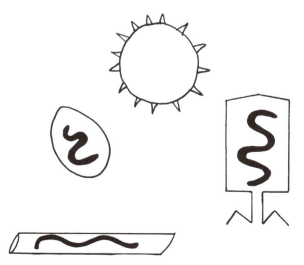

Figura 8.2 – Morfologia viral mostrando a fita de DNA e o invólucro protéico.

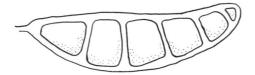

Figura 8.3 – O esporo fúngico é formado por células com formato fusiforme, como pode ser observado no *Microsporum canine* (tinha).

Em muitos casos, o ciclo de replicação viral não causa dano aparente para o hospedeiro. A doença ocorre quando grandes quantidades de células de um tecido específico do hospedeiro são destruídas levando à interrupção das funções corporais.

Fungos

São plantas não portadoras de clorofila. Os fungos estão divididos em:

- Musgos (multicelulares).
- Leveduras (unicelulares).

Os fungos não têm habilidade de produzir seu próprio alimento de forma que são sempre parasitas ou saprófitos. A disseminação é na forma de esporos (Fig. 8.3). A reprodução é sexuada (hifas de diferentes cepas se unem para formar um esporo de sobrevivência, a espera de condições favoráveis para o seu crescimento). Há também um meio assexuado (disseminação por esporos).

Protozoários

São animais unicelulares e variam em tamanho, desde microscópicos até visíveis a olho nu (Fig. 8.4). Apresentam membrana celular e organelas para movimentação (flagelados e ciliados). A reprodução é assexuada por divisão binária e a nutrição é holozóica (captura e assimilação de matéria orgânica proveniente do seu meio ambiente). Eles são capazes de alcançar sua preza por perseguição de um rastro químico ou são estimulados pelo movimento. São freqüentemente encontrados na água. Os protozoários formam cistos em determinado ponto de seu ciclo celular. Esta é a forma de transmissão de hospedeiro para hospedeiro e que permite a sobrevivência temporária fora de seu hospedeiro.

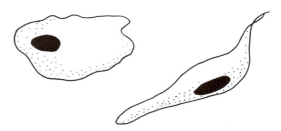

Figura 8.4 – Morfologias protozoárias. Os protozoários são capazes de mudar de forma para fagocitar partículas de alimento.

Microrganismos Causadores de Doenças

Micróbio	Cão	Gato
Protozoário	Coccidiose	Coccidiose
	Toxoplasmose	Toxoplasmose
Fúngico	Dermatofitose (tinha)	Dermatofitose (tinha)
Bacteriano	Tosse dos canis	
	Leptospirose	
Viral	Cinomose	Panleucopenia
	Hepatite infecciosa	Doença respiratória
	Parvovirose	Peritonite infecciosa
		Leucemia
		Imunodeficiência
	Raiva	Raiva

Zoonoses

As zoonoses são doenças transmitidas às pessoas pelos animais. A doença em humanos freqüentemente apresenta um nome diferente ou é descrita apenas pelos seus sintomas.

Doença nos animais	Doença nos humanos
Leptospirose	Doença de Weil
Toxocariose	Larvas *migrans* viscerais
Equinococose	Hidatidose
Sarna sarcóptica	Erupção cutânea e feridas
Ácaro *Cheyletiella*	Feridas por parasitas
Dermatofitose (tinha)	Dermatofitose ou micose
Salmonelose	Salmonelose
Raiva	Raiva (hidrofobia)

Exemplos de sintomas das zoonoses são mostrados a seguir:

Doença no humano	Sinais
Pasteurelose	Mordidas ou arranhões; tornam-se infectados
Febre do arranhão do gato	Temperatura alta, sinais de gripe, erupções
Dermatofitose	Lesão de pele circular, inflamada e em relevo
Toxoplasmose	Aborto fetal
Raiva	Febre, coceira na região da picada, mudança de comportamento, paralisia e morte

Para minimizar o risco de as pessoas contraírem zoonoses transmitidas por cães ou gatos, as seguintes precauções de higiene, simples mas eficientes, são recomendadas nos locais de banho e tosa:

- Os certificados de vacinação devem ser verificados antes da admissão do animal no recinto e essas informações devem ser registradas na ficha do proprietário.
- Aconselhe o proprietário a investigar sinais de doença encontrados durante a tosa; quando algum sinal for observado, não se deve prosseguir com a operação.

- Recomende ao proprietário o controle de moscas e vermes.
- Lave as mãos após manipular qualquer animal.
- Sempre utilize luvas ao manipular secreções corporais.

Doenças de Cães

Doenças infecciosas caninas para as quais existem vacinas incluem:

- Cinomose canina.
- Hepatite viral canina.
- Leptospirose canina.
- Parvovirose canina.
- Traqueobronquite infecciosa canina (síndrome da tosse dos canis).
- Raiva.

Cinomose Canina

O vírus que causa cinomose ataca os seguintes sistemas corporais:

- Sistema nervoso central.
- Aparelho respiratório.
- Aparelho gastrintestinal.
- Pele.

A doença é causada por um paramixovírus que está estreitamente relacionado ao vírus da rubéola humana. O vírus é inativado pela luz, calor e a maioria dos desinfetantes. A cinomose é comumente observada em filhotes com 4 a 5 meses de idade, quando não estão mais protegidos pela imunidade materna. A cinomose ocorre sazonalmente (outono e inverno), devido, em parte, à habilidade do vírus em sobreviver no clima frio. As vias de infecção são:

- Trato respiratório devido à exposição ao vírus transportado pelo ar (aerossol).
- Membranas mucosas oral e ocular.

Durante o período de incubação de 3 a 10 dias, o vírus se replica e se movimenta pelo sistema linfático para os linfonodos, baço, timo e medula óssea. Quando o vírus está nos linfonodos, a temperatura corporal aumenta para 39 a 40°C, por 2 a 4 dias. Cerca de metade dos filhotes infectados é capaz de apresentar uma resposta adequada e produzir anticorpos para combater a infecção nesse momento. Contudo, se o vírus sobreviver, ele se replica no epitélio, em outros órgãos e no sistema nervoso central. Isto permite que ocorram infecções secundárias. Os sinais clínicos de cinomose incluem:

- Falta de apetite (anorexia).
- Descargas nasal e ocular.
- Tosse.
- Diarréia e vômito.
- Rigidez das patas.
- Incoordenação.
- Paralisia.
- Sinais compatíveis com epilepsia.

Se o filhote sobreviver aos estágios respiratório e gastrintestinal da doença, ele desenvolverá sinais neurológicos por até 4 semanas depois. Cães mais velhos tendem a apresentar apenas sinais neurológicos. Em geral, esse estágio é fatal; ocasionalmente o cão poderá sobreviver, porém com seqüelas no sistema nervoso central lesionado.

A vacinação fornece uma boa proteção, porém não é para toda a vida. Portanto, doses de reforço são fundamentais.

Traqueobronquite Infecciosa Canina (Síndrome da Tosse dos Canis)

Essa síndrome é uma doença complexa ligada a vários vírus. Os microrganismos que causam essa síndrome incluem:

- *Bordetella bronchiseptica*.
- Adenovírus canino do tipo 2 (CAV2, *canine adenovirus type 2*).
- Vírus da *parainfluenza* canina (CPIV, *canine parainfluenza virus*).
- Vírus da cinomose canina (CDV, *canine distemper virus*).

Contudo, acredita-se que a causa principal seja a bactéria *Bordetella bronchiseptica*. Clinicamente, a síndrome aparece na forma de traqueíte, a qual é normalmente autolimitante, mas também pode evoluir para bronquite ou pneumonia. *Bordetella bronchiseptica*, CAV2 ou CPIV são altamente contagiosos e estão comumente presentes quando os cães são alojados juntos, já que infectam o trato respiratório de animais de qualquer idade. Eles causam inflamações nasal e traqueal, com duração de 5 a 14 dias, para então resolver-se espontaneamente, com boa recuperação do cão. Nesse momento, o cão transmite o microrganismo em suas secreções respiratórias. Os sinais clínicos dessa síndrome incluem:

- Tosse.
- Espirros e descarga nasal.
- Depressão, porém com apetite.
- Ânsia de vômito após a tosse.

A transmissão de cão para cão pode ser minimizada pelo isolamento do animal afetado e pela melhora da ventilação no canil e uma rotina de desinfecção. Todos os cães que entram em um alojamento canino devem ser vacinados com uma vacina mista que inclua CAV2 e CPIV.

Parvovirose Canina

O parvovírus canino está estreitamente relacionado ao vírus da panleucopenia felina. O vírus é altamente resistente à inativação pela maioria dos desinfetantes, exceto água sanitária e produtos químicos à base de formalina, e pode sobreviver por meses no ambiente. O vírus localiza-se nos tecidos linfáticos e na superfície do epitélio intestinal. Ele é encontrado em grande quantidade nas fezes e no vômito de animais infectados e causa miocardite e enterite hemorrágica de leve a grave.

A infecção se espalha pelo contato fecal ou oral. O dano na medula óssea resulta em ausência de células brancas, e a doença dissemina-se por meio das células linfóides nos tecidos intestinais. O período de incubação é de 5 a 10 dias. Os sinais clínicos da parvovirose canina incluem:

- Depressão e letargia.
- Anorexia.

- Altas temperaturas (até 41°C).
- Vômito.
- Sucos gástricos com coloração sanguinolenta.
- Diarréia com sangue 24h mais tarde.
- Desidratação rápida.

A vacinação dos filhotes deve ser seguida por revacinação anual para proteção.

Hepatite Viral Canina

Ela é causada pelo adenovírus canino do tipo 1 (CAV1). A transmissão ocorre pelas passagens oral e nasal após exposição a materiais infectados. O vírus é resistente e sobrevive fora do organismo por até 11 dias na cama, vasilhas de alimentação, urina e fezes. Ele é resistente ao congelamento, luz ultravioleta e maioria dos desinfetantes, mas pode ser destruído pelo calor. Após a exposição, o vírus se localiza nas amídalas e linfonodos, onde ocorre a replicação primária. O vírus movimenta-se pelos linfonodos e ganha acesso à corrente sanguínea. Ele é atraído pelas células do fígado e rim, onde ocorre a replicação subseqüente, antes de ser excretado pela urina e fezes. O período de incubação é de 5 a 9 dias. Os animais podem transmitir o vírus por meses após a recuperação.

Os filhotes podem apresentar altas temperaturas e morrer em poucas horas. Cães mais velhos sobrevivem ao estágio virêmico, mas podem apresentar vômito e diarréia, ambos com sangue, e dor abdominal aguda. Em alguns cães, pode aparecer o "olho azul", opacidade da córnea do olho, até três semanas após a infecção aguda. Vacinação e reforços anuais são fundamentais.

Leptospirose

Em humanos, é também conhecida por doença de Stuttgart ou Weil, sendo causada por uma bactéria do tipo filamentar, *Leptospira icterohaemorrhagiae*, que provoca uma doença zoonótica em humanos. As cepas de *Leptospira* que causam a doença em cães são:

- *Leptospira icterohaemorrhagiae*: o hospedeiro primário é o rato; acomete principalmente o fígado.
- *Leptospira canicola*: o cão é o hospedeiro primário; acomete principalmente os rins.

Essas bactérias são facilmente destruídas pela luz do sol, desinfetantes e temperaturas extremas. A doença se espalha pelo contato direto, feridas por mordedura ou ingestão de alimento ou água contaminados. Roedores, como os ratos, são portadores freqüentes, espalhando as bactérias por meio da urina e contaminando, assim, a água. O período de incubação é de 7 a 21 dias; a gravidade da doença depende da suscetibilidade do animal hospedeiro e da cepa. Os sinais clínicos de leptospirose incluem:

- Temperaturas altas.
- Calafrios e dor muscular.
- Vômito e diarréia.
- Desidratação.
- Choque.
- Icterícia (membranas mucosas oral e ocular com aparência amarelada).

Os animais continuam a disseminar a bactéria por meio da urina durante um certo tempo após a recuperação. O isolamento estrito deve ser realizado. Tanto o cirurgião quanto o médico veterinário devem fornecer conselhos e informações sobre como evitar que o humano venha a ser infectado. Reforço anual após a primeira vacinação é fundamental.

Raiva

A raiva é causada pelo rabdovírus. O vírus é frágil, sobrevive apenas por um curto período no meio ambiente e é destruído pela maior parte dos desinfetantes, calor e luz.

É transmitida pela saliva de animais infectados e se replica nas células musculares no local da infecção. Em seguida, o vírus se movimenta pelos nervos periféricos até a coluna vertebral e o cérebro. Quando invade os tecidos do sistema nervoso central, são observados sinais neurológicos. O vírus também compromete as glândulas salivares, de onde ele é disseminado para outros mamíferos, inclusive humanos. A raiva é, portanto, uma doença zoonótica.

O período de incubação varia de dez dias a quatro meses, dependendo de quão próximo do sistema nervoso central do hospedeiro é o ponto de entrada do vírus. Há três fases ou estágios da doença. Porém, nem todos necessariamente ocorrerão em todos os animais infectados.

- Estágio pré-clínico: dura entre dois e três dias. Há aumento da temperatura corporal, reflexos oculares diminuídos e sinais de irritação no local original da lesão.
- Estágio de excitação: dura até uma semana, com irritação do animal, agressividade e desorientação, dificuldade para ficar de pé e sinais de epilepsia.
- Estágio de letargia: dura entre dois e quatro dias, durante os quais há paralisação progressiva da garganta e dos músculos esqueléticos, levando à salivação, dificuldade respiratória, coma e morte.

Em alguns casos, o estágio pré-clínico pode durar várias semanas, nas quais o vírus pode ser disseminado pela saliva. O diagnóstico é confirmado na autópsia pelo achado de sinais do vírus no cérebro e na coluna vertebral. Uma vacina está disponível para cães que residem em países onde a raiva é endêmica ou nos casos de viagens para países onde a raiva se manifesta na população animal selvagem ou doméstica. A vacina é administrada com três meses de idade e a revacinação é anual.

Se um humano for mordido por um animal com suspeita de raiva, a ferida deverá ser lavada imediatamente, usando um sabonete ou solução anti-séptica, e a ajuda médica, procurada o mais rápido possível.

Doenças de Gatos

Doenças infecciosas felinas incluem:

- Raiva (ver Raiva em Cães, anteriormente).
- Leucemia felina.
- Panleucopenia felina ou enterite infecciosa felina.
- Clamidiose ou pneumonite felina.
- Doença respiratória viral felina:
  – Herpesvírus felino.
  – Calicevírus felino.
- Anemia infecciosa felina.
- Peritonite infecciosa felina.
- Imunodeficiência felina.

Leucemia Felina

O retrovírus que causa a leucemia felina (FLV, *feline leukaemia virus*) afeta aproximadamente 2% dos gatos em todo o mundo. Ele é contagioso e, uma vez que os sintomas aparecem, é quase sempre fatal. Muitos gatos são expostos a esse vírus durante sua vida e este é mais comumente encontrado onde os gatos estão em contato próximo.

Evidências do vírus são obtidas ao testar as amostras de sangue usando-se o ensaio imunoabsorvente ligado a enzimas (ELISA, *enzyme-linked immunosorbent assay*) de FLV. O efeito do vírus no hospedeiro depende da idade do gato quando infectado e da quantidade de vírus recebida.

Alguns gatos ficam doentes e aparentemente se recuperam, ao passo que outros não ficam doentes e desenvolvem imunidade para a doença. Ainda, outros desenvolvem os sintomas da doença após um período de incubação de semanas e até mesmo anos. Filhotes de gatos são mais suscetíveis à doença. A maior parte morre após 2 ou 3 anos de exposição ou devido a problemas relacionados à FLV, incluindo anemia (falta de células vermelhas) e linfossarcoma (tumores do sistema linfático). Os sinais clínicos de FLV incluem:

- Temperatura alta.
- Vômito e diarréia.
- Perda de peso.
- Doença renal.
- Esplenomegalia.

O vírus é disseminado pela:

- Saliva.
- Fezes.
- Urina.
- Leite materno.

O vírus é facilmente destruído por desinfetantes e não consegue sobreviver muito tempo fora do hospedeiro. Infecções podem ser transmitidas pela saliva na mordedura/defesa, pelo contato com outros gatos ou pela mãe para os filhotes antes ou após o nascimento, por meio do aleitamento. Inicialmente, o vírus replica-se nos tecidos linfáticos, depois acomete outros sistemas que contêm tecido linfático, como o intestino, causando enterite, as glândulas salivares e os sistemas reprodutivo e urinário, causando infertilidade ou aborto na fêmea prenhe. A doença é controlada por:

- Testes. O teste de todos os gatos da mesma casa para presença do microrganismo deve ser realizado repetidas vezes a fim de confirmar o resultado, já que se for verdadeiramente positivo, deve-se proceder à eutanásia desses animais.
- Isolamento dos animais que cujo teste for positivo.
- Desinfecção e manutenção da higiene em áreas com gatos.
- Retestagem 12 semanas depois dos testes positivos para garantir que o resultado esteja correto.
- Teste de todos os gatos novos na propriedade.

Após dois testes positivos, a melhor opção é o isolamento permanente do gato infectado ou a eutanásia. Os gatos são vacinados com nove semanas de idade, recebendo uma segunda dose 2 a 4 semanas depois, seguida de reforço anual. Antes da vacinação, todos os gatos são testados quanto à presença do vírus no sangue.

Panleucopenia Felina ou Enterite Infecciosa Felina

A panleucopenia felina é uma doença de gatos altamente contagiosa. Também é conhecida por:

- Parvovirose felina.
- Cinomose felina.
- Enterite infecciosa felina.

A doença é causada por um parvovírus, similar ao canino. Pode afetar gatos de qualquer idade e é responsável principalmente pela morte dos filhotes mais jovens. O vírus é estável, capaz de sobreviver no ambiente por meses a anos e é resistente à maioria dos desinfetantes. O período de incubação varia de 2 a 10 dias após o contato direto com o animal infectado ou a ingestão do vírus. O vírus tem como alvo células que se dividem rapidamente e os tecidos linfáticos, do intestino delgado e da medula óssea. É disseminado por saliva, vômito, fezes e urina. Os sinais clínicos da infecção do parvovírus felino incluem:

- Diarréia (freqüentemente sanguinolenta).
- Letargia e comportamento depressivo.
- Dor abdominal.
- Febre e desidratação.

Os testes sanguíneos demonstram uma redução típica de células brancas (leucopenia), principalmente neutrófilos. O vírus consegue atravessar a placenta durante a prenhez e acomete o feto ao atacar o tecido cerebral (cerebelo), causando morte ou problemas no desenvolvimento do sistema nervoso. Os filhotes afetados apresentam problemas de equilíbrio e incoordenação ao redor da segunda ou da terceira semana de idade. Se o gato sobreviver à primeira semana da doença clínica, a amamentação cuidadosa pode levar à recuperação, mas o intestino pode ficar com seqüelas permanentes evidentes como má absorção de nutrientes e episódios freqüentes de diarréia. A vacinação, utilizando vírus vivo ou atenuado (em gatas prenhes), fornece uma boa imunidade, sendo necessárias revacinações anuais ou bianuais.

Clamidiose ou Pneumonite Felina

A infecção por clamídia, microrganismo que vive no interior das células, é tratada como uma virose, apesar de a *Chlamydia* ter aparência similar à das bactérias. *Chlamydia cati* ou *C. psittaci* afeta a conjuntiva ocular de gatos, causando conjuntivite grave com descarga ocular, espirros e descarga nasal. A conjuntivite pode afetar um ou ambos olhos. Acredita-se que a transmissão seja pelo contato com descarga ocular/nasal ou secreções genitais ou gastrintestinais provenientes de animais portadores. O período de incubação varia de 3 a 10 dias. Os sinais clínicos de clamidiose incluem:

- Descarga inicialmente aquosa em um dos olhos, espalhando-se para ambos.
- Conjuntiva inflamada.
- Febre
- Esfregação de olhos e sinais de desconforto.
- Diarréia em filhotes.

Durante a prenhez, a clamidiose pode levar ao aborto ou feto natimorto. Pode durar por 2 a 3 semanas, ou mais, principalmente como parte do complexo da doença respiratória viral felina. Os animais podem disseminar os microrganismos responsáveis durante semanas, portanto qualquer tratamento geralmente continua por três semanas após a recuperação. O microrganismo é destruído pela maior parte dos desinfetantes usados na limpeza de rotina. A vacinação está disponível com reforços anuais.

Doença Respiratória Viral Felina

Também é conhecida por:

- Gripe do gato.
- Doença do trato respiratório superior felino (FURD, *feline upper respiratory disease*).
- Rinotraqueíte viral felina (FVR, *feline viral rhinotracheitis*).

Os dois vírus principais envolvidos são:

- Herpesvírus felino.
- Calicivírus felino.

Os gatos são mais suscetíveis à infecção do nariz e garganta, tanto bacteriana quanto viral. Devido à sua localização, essas doenças são chamadas infecções respiratórias do trato superior ou gripe do gato. Embora a vacinação seja fundamental como na "gripe humana", as vacinas não protegem contra algumas cepas da doença, especificamente o calicivírus felino.

O calicivírus é facilmente destruído por desinfetantes fora do organismo do hospedeiro. A transmissão do vírus é por aerossol ou contato direto, razão pela qual qualquer agrupamento de gatos pode disseminar a infecção, por exemplo, exposições, hospedagem, canis de criadores e cirurgias veterinárias. Muitos dos gatos que sobrevivem à infecção tornam-se portadores, disseminando o vírus por vários anos. Médicos veterinários podem testar a presença de calicivírus em animais suspeitos de serem portadores. O período de incubação é de até 10 dias após a exposição a situações de alto risco (grupamentos de gatos) ou estresse causado por alguma alteração ambiental, que pode reduzir a resistência do gato. Os sinais clínicos da infecção incluem:

- Úlceras na língua.
- Inflamação da gengiva.
- Falta de apetite, porém com excesso de saliva produzida.
- Temperaturas altas.
- Depressão e letargia.
- Perda da voz.

As úlceras podem permitir que as bactérias comumente presentes gerem sinais clínicos adicionais, prolongando o tempo de recuperação.

O herpesvírus felino consegue sobreviver fora do hospedeiro por um período de até 8 dias. O vírus ataca e se replica nos tecidos do trato respiratório e conjuntiva ocular, causando rinotraqueíte viral. Os tecidos das narinas (rinite) até os da traquéia (traqueíte) são acometidos e estão inflamados, o que causa dificuldade respiratória, espirros e tosse. Os animais podem atuar como portadores após a recuperação, disseminando o vírus principalmente quando estiverem sob estresse.

A rinotraqueíte viral é uma das formas mais grave da doença do trato respiratório superior, deixando os animais recuperados com lesões nas vias nasais. Isto faz com que o gato apresente espirros de forma periódica, respiração ofegante e secreção nasal, podendo ocasionalmente ser purulenta e densa. O período de incubação dura de 2 a 10 dias após a exposição. Os sinais clínicos da infecção incluem:

Doenças Infecciosas de Cães e Gatos 139

- Altas temperaturas.
- Descargas nasal e ocular, ficando posteriormente mais grossas devido à infecção bacteriana.
- Depressão e letargia.
- Perda de apetite.
- Espirros.
- Conjuntivite.
- Úlceras orais.
- Pneumonia.
- Abortos em fêmeas prenhes.

Uma vacina está disponível, com necessidade de revacinação anual. É administrada de forma intranasal. Em situações de alto risco, é aconselhável revacinação semestral.

Anemia Infecciosa Felina

Anemia infecciosa é a perda direta de células vermelhas por um parasita sanguíneo chamado *Haemobartonella felis* ou *Eperythrozoon felis*. Acredita-se que seja transmitida por parasitas sugadores de sangue, como pulgas. Gatos de todas as idades podem ser afetados. Quando a doença está ligada à leucemia felina, afetando uma quantidade de células brancas, as chances de recuperação diminuem.

O parasita unicelular responsável pela infecção pode ser observado no laboratório por meio de esfregaço do sangue. A partir desse momento é fundamental conversar com um médico veterinário. Serão necessários produtos para remover de forma segura as pulgas da residência afetada, e outros gatos na mesma propriedade podem necessitar de exames e tratamentos. O período de incubação é de até 50 dias, e os animais recuperados ou portadores disseminam o parasita durante meses. Os sinais clínicos da infecção incluem:

- Membranas mucosas pálidas (boca e gengiva).
- Dificuldade de respirar.
- Letargia e perda de apetite.
- Prolapso de terceira pálpebra como sinal de problema de saúde.
- Temperaturas elevadas.
- Perda de peso.

Os animais respondem bem ao tratamento com antibióticos específicos. Não existe vacina contra esse vírus.

Peritonite Infecciosa Felina

A peritonite infecciosa também é chamada vasculite infecciosa felina e é causada por um coronavírus que afeta principalmente gatos jovens com menos de 3 anos de idade. Causa inflamação (peritonite) da superfície da membrana abdominal (peritônio) e adjacências. Os efeitos dessa doença não se limitam aos órgãos abdominais e podem afetar o sistema nervoso e olhos.

Um modo de transmissão é o contato entre gatos por meio da urina e fezes. Os animais portadores podem carrear o vírus durante anos, e as mães podem transmitir a doença a seus filhotes. O vírus é instável fora do organismo e facilmente destruído por desinfetantes. Os gatos doentes são, às vezes, afetados por leucemia felina, o que os torna suscetíveis ao vírus da peritonite. A forma da doença irá variar dependendo da habilidade do sistema imune do animal em montar uma resposta ao desafio viral. Os sinais clínicos da doença incluem:

- Perda de apetite e gradual perda de peso.
- Febre.
- Abdome distendido em razão do acúmulo de líquido.
- Diarréia e vômito.

Sinais tardios incluem:

- Falência dos órgãos.
- Sinais neurológicos, incluindo incapacidade para levantar-se, paralisia e convulsões.
- Inflamação das estruturas oculares, afetando a visão.

Dependendo da forma como a doença se apresenta, é freqüentemente descrita como *úmida* (fluido nas cavidades corporais) ou *seca* (massas do tipo tumorais, chamadas lesões granulomatosas, formadas nos órgãos). A doença é controlada por estrita observação de medidas de higiene e desinfecção, principalmente de casas com mais de um gato ou em alojamentos de grupos de gatos. Até o momento, não existe vacina disponível no Reino Unido.

Imunodeficiência Felina

A imunodeficiência felina é causada por um vírus do grupo lentivírus. A doença freqüentemente caracteriza-se por um longo período de incubação de 4 semanas até vários anos. Assim, é incomum em animais com menos de 2 anos de idade. A doença ataca o sistema linfático, fazendo com que a resposta imune do organismo seja suprimida. A doença era conhecida inicialmente por lentivírus linfotrópico das células T, em razão dos efeitos nas células do sistema imune (células T e B).

O vírus é carreado na saliva dos animais infectados e transmitido pela mordida. Portanto, gatos que têm acesso a ambientes externos apresentam maior risco do que os que vivem somente dentro de casa. Os machos são mais comumente infectados devido aos conflitos territoriais.

Há *kits* comerciais para detectar anticorpos virais nas amostras sanguíneas do animal. Após a resposta inicial ao vírus, o gato apresenta sinais da doença em questão de poucas semanas. Esses sinais são muito semelhantes aos da leucemia felina e incluem:

- Conjuntivite e descarga nasal.
- Aumento dos linfonodos superficiais (linfadenopatia).
- Inflamação da gengiva e da boca.
- Diarréia.
- Problemas de pele.
- Altas temperaturas.
- Sinais neurológicos, que incluem dificuldade de andar e alteração do temperamento.

O animal parece, então, se recuperar, mas devido à supressão gradual do seu sistema imune, ele freqüentemente sofrerá de vários tipos de infecções recorrentes ou persistentes, respondendo, em geral, de forma deficiente aos tratamentos veterinários. O gato perderá peso, ficando inativo e letárgico. Não há vacina disponível, portanto os proprietários são aconselhados a castrar seus gatos e a limitar a exposição a outros gatos da vizinhança para evitar o contato com animais infectados.

Imunidade

A imunidade é a proteção natural do organismo contra doenças que ameaçam a vida, e pode ser adquirida passiva ou ativamente.

A imunidade passiva é proveniente da transferência de anticorpos maternos para o recém-nascido por meio do colostro ou leite. O grau de imunidade passiva depende da quantidade de colostro e da qualidade dos próprios anticorpos maternos resultantes de suas vacinações recentes. A imunidade passiva dura apenas o tempo em que os anticorpos permanecem ativos no sangue – de 3 a 12 semanas. Após esse período, o organismo elimina esses anticorpos.

A imunidade ativa desenvolve-se como resultado tanto da infecção do animal por microrganismos, desenvolvimento da doença e recuperação quanto da resposta à vacinação. Ambas fazem com que o corpo reaja quase que da mesma maneira, por meio da estimulação da produção de anticorpos, que são específicos para microrganismos particulares (patógenos ou antígenos).

A finalidade da vacinação é prevenir a doença evitando ou limitando a infecção no hospedeiro animal. As vacinas estimulam o sistema imune, que por sua vez produz anticorpos. As células do sistema imune responsáveis pela produção dessa proteção são os linfócitos B (células B) e estes, por sua vez, são assistidos pelos linfócitos T (células T). Ambas são células brancas, que podem ser alvo de destruição por certos vírus. Os anticorpos reconhecem vírus ou bactérias específicas e evitam ou limitam sua atividade para produzir doença no animal hospedeiro. As vacinas são preparadas com microrganismos vivos ou inativados (mortos).

No momento da vacinação, o cirurgião veterinário examinará completamente o animal para garantir que não apresente condições adversas que possam influenciar a maneira pela qual o corpo responderá à vacina, tal como aumento da temperatura corporal. Muitos fatores influenciam a habilidade do animal de responder a vacinação. Estes incluem:

- Anticorpos do leite materno que poderiam interferir na vacina.
- Tipo de vacina.
- Via de administração (subcutânea ou intranasal).
- Idade do animal.
- Medicações que poderiam interferir na vacina, como antiinflamatórios.
- Dieta.
- Infecções preexistentes.

Técnicas de Banho, Secagem e Tosa para Cães

Pelagem Macia
Exemplo de Raça: Boxer (Wo-Sm)

Após a rotina de banho descrita no Capítulo 6, lave o animal com o xampu apropriado para seu tipo de pele. Massageie bem com o xampu para retirar qualquer pêlo morto – uma escova de borracha pode ajudar nessa tarefa.

Seque o cão com um tecido que absorva bem a água, enxugue-o com toalha e utilize o soprador para remover o excesso de pêlo. Se houver uma cabine de secagem disponível, termine de secar o animal nela ou use um secador de mesa ou um secador manual para assegurar que o cão fique completamente seco. Verifique se todas as áreas estão completamente secas e, então, passe um *spray* com proteína e um pano de seda ou escova de borracha.

Pelagem Dupla – Tipo Um
Exemplo de Raça: Pastor Alemão (Pa-Dc1)

Uma lavagem profunda e correta para esse tipo de pêlo pode demorar muito tempo. Utilize primeiro um soprador para remover pêlos mortos e sujeira; isto também abre a pelagem, permitindo que o xampu a penetre. Aplique um bom xampu de limpeza, seguindo a rotina de banho descrita no Capítulo 6. Utilize os dedos para misturar o xampu profundamente na pelagem. Uma escova para o xampu também pode ser útil. Enxágüe bem. Se o cão tem muito pêlo morto e embaraçado, use condicionador e soprador enquanto o condicionador ainda estiver no pêlo. Isto permite que o condicionador afunde no pêlo e facilita a secagem. É fundamental o enxágüe total, pois os resíduos de xampu ou condicionador deixarão o pêlo opaco e oleoso.

Para secar, retire completamente o excesso de água com um pano absorvente. Utilize um soprador para retirar a água remanescente e os pêlos soltos. Seque com toalha. Utilize uma cabine de secagem, se disponível, porém retire o cão após 10min e use o soprador novamente. Se o pêlo ainda estiver muito úmido, coloque o animal na cabine por mais 5min; caso contrário, termine de secar a pelagem com um secador de mesa ou de mão. Utilize uma rasqueadeira e um pente de dentes largos para assegurar a remoção de todos os pêlos mortos.

Pelagem Dupla – Tipo Dois

Exemplo de Raça: Bearded Collie (Pa-Dc2)

Para a pelagem dupla do tipo dois não é necessário um xampu específico, porém se o pêlo for longo e natural, não o esfregue vigorosamente, pois isto poderá embaraçá-lo. Dê banho e aplique o xampu seguindo o sentido de crescimento dos pêlos. Escove bem com uma escova para xampu, mas, se houver nós no pêlo, desfaça-os com os dedos. Os nós quase sempre são mais facilmente desfeitos no pêlo limpo do que no pêlo sujo e emaranhado. Após o enxágüe, aplique um condicionador de boa qualidade. Se o pêlo estiver feio ou emaranhado, deixe o condicionador agir por 5 a 10min, mantendo o cão aquecido, coberto com uma toalha. Enxágüe bem. Não utilize um soprador na pelagem longa, pois isto irá embaraçá-la.

Para raças de pelagem longa, o melhor método de secagem é com escova e secador de mesa, mas se o pêlo estiver tosado, pode-se utilizar cabine de secagem. Contudo, o toque final deve ser feito sempre com secador de mesa para garantir a total remoção dos pêlos mortos e embaraçados. Quando o pêlo é longo, é necessário estabelecer uma rotina, caso contrário você ficará perdido e esquecerá algumas áreas. Utilize a sua mão livre para abrir a pelagem. Isto permite a escovação do pêlo, garantindo que ele seque de forma lisa. Sempre escove as áreas onde o secador estiver secando.

Pelagem de Arame (ou Dura)

Exemplo de Raça: Terrier Branco das Colinas do Oeste (Te-Wi)

A maior parte das raças com pelagem de arame observadas nos centros de tosa não apresenta a textura correta em razão da tosa ou má qualidade do pêlo. Os cães podem ser lavados com um xampu comum e enxugados tanto em cabine de secagem quanto com secador de mesa.

Para uma textura correta da pelagem, arranque os pêlos mortos com as mãos (*hand stripping*) sempre antes do banho. Às vezes não é necessário dar banho no cão depois que os pêlos são arrancados com as mãos, pois o cão pode ficar limpo após esse procedimento. Se os pêlos externos forem arrancados e restarem apenas os internos, pode-se proceder ao banho. Entretanto, se o pêlo mais externo permanecer, aconselha-se o uso de outro método de limpeza para evitar que o pêlo fique eriçado e espesso.

Para lavar uma pelagem de arame, podem-se utilizar xampus secos em pó ou giz, mas assegure-se de escová-la até a remoção completa do pó para evitar irritação. Podem-se usar também *sprays* condicionadores, massageando bem e utilizando escova de borracha para remover qualquer sujeira. Para um resultado final melhor, utilize xampu nas pernas e barba.

Pelagem de Lã

Exemplo de Raça: Poodle (Ut-Wo)

Selecione um xampu apropriado para o tipo de pele. É bom utilizar também um condicionador nesses tipos de pelagem para ajudar durante as técnicas específicas de secagem com secador e para evitar a quebra. Retire o excesso de água da pelagem e use um soprador para remover os pêlos mortos.

Para a maioria das raças com pelagem de lã é necessário secar ou afofar com secador, para assegurar o resultado correto da técnica de tosa. Utilize sempre a escova para direcionar o fluxo

Técnicas de Banho, Secagem e Tosa para Cães 145

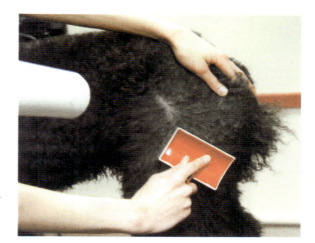

Figura 9.1 – Utilize uma escova para direcionar o fluxo de ar.

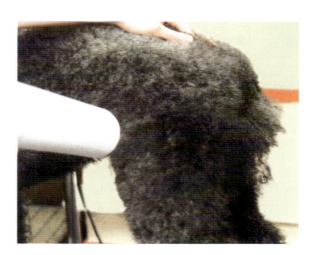

Figura 9.2 – No final, a pelagem deve ficar reta a partir da raiz.

de ar (Fig. 9.1). Comece a secar pela cabeça e orelhas, "esticando" os cachos com escovadas longas. Continue ao longo do corpo, pernas dianteiras, traseiras e, finalmente, o rabo. A pelagem final deve estar reta da raiz para baixo e destacar-se da pele (Fig. 9.2).

Secar com o secador é uma habilidade que requer tempo para ser adquirida, portanto não se afobe. Se o pêlo secar antes de a escova ser usada, borrife água para conseguir o acabamento correto.

Pelagem Sedosa

Exemplo de Raça: Yorkshire Terrier (To-Si)

Lave o pêlo com um xampu de limpeza. Não esfregue o pêlo, pois isto pode embaraçá-lo. Siga o crescimento da pelagem durante a lavagem para garantir que haja penetração da espuma. Após o enxágüe, aplique um condicionador de boa qualidade. Isto ajudará no caimento e no movimento natural do pêlo, auxiliando a reduzir a armação. Se o pêlo estiver feio ou muito cheio de nós,

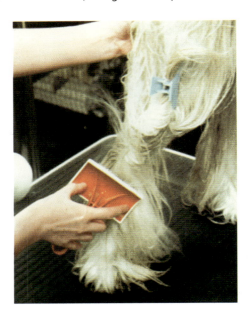

Figura 9.3 – Reparta a pelagem com prendedores, se necessário.

permita que o condicionador permaneça por 5 a 10min, mantendo o cão aquecido ao embrulhá-lo em uma toalha. Enxágüe completamente.

Se a pelagem for longa, não utilize um soprador, pois isto poderá deixá-la embaraçada. Entretanto, pelagens mais curtas requerem o soprador. No caso de pelagens muito longas, o melhor é secar com secador de mesa. Utilize prendedores, se necessário, para repartir a pelagem a fim de trabalhar metodicamente (Fig. 9.3). Uma cabine de secagem também pode ser utilizada, mas o toque final sempre deve ser feito com secador de mesa para garantir que a pelagem fique totalmente seca e sem nós. Pêlos longos devem ser repartidos no centro das costas.

Terminologia Geral

Ao tosar, é importante conhecer a anatomia básica (pontos) de um cão (Fig. 9.4). Isto capacitará o tosador a seguir linhas de corte ou de tosa harmoniosamente, criando o melhor estilo e forma possíveis para o cão. Não é necessário lembrar os nomes de cada osso e músculo, mas os termos listados a seguir serão úteis.

Angulação	Ângulos formados pelas junções dos ossos com as articulações
Bandeira	Pêlo longo no rabo
Barba	Pêlos longos no focinho e abaixo da mandíbula
Cabeleira	Pêlos longos ao redor da cabeça
Cernelha	Ponto mais alto do corpo, no topo das escápulas
Conformação	Estrutura do cão
Conjunto de baixo	Parte do rabo abaixo da linha do topo, parte da orelha abaixo da linha correta para a raça
Coxins	Pele da parte de baixo dos pés
Crineira	Porção arqueada do pescoço
Expressão	Aparência da cabeça e face
Franjas	Pêlos longos nas orelhas, pernas e rabo

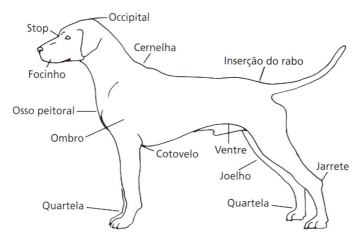

Figura 9.4 – Pontos do cão.

Garupa	Traseiro
Harmonia	O mais importante. Um conjunto proporcional e simétrico, isto é, uniformidade da cabeça até o rabo
Inserção do rabo	Posição do rabo no corpo
Jarrete de vaca	Calcanhares virados um para o outro, fazendo com que os pés apontem para fora
Juba	Pêlo longo lateral, topo do pescoço e peito
Linha do dorso (*topline*)	Exterior do cão, da cernelha até a garupa
Lombo	Área do corpo que vai da última costela até o quarto traseiro
Membros anteriores	Do cotovelo até os pés na parte dianteira
Membros posteriores	Perna traseira, desde a pelve até o pé
Orelha externa	Refere-se à parte externa da orelha
Papo	Partes com sobra de pele nos lábios e mandíbula
Pata de gato	Patas curtas, redondas e compactas
Patas de lebre	Os dois dedos centrais mais longos que os dedos de fora
Pêlo morto	Refere-se ao pêlo de troca ou pronto para ser puxado com as mãos
Pêlos de cobertura	Pêlos longos, que saem entre os pêlos internos
Perfil	Vista lateral do cão
Quarto traseiro	Parte de trás do cão
Rabo alegre	Rabo mais alto do que as costas do cão
Rabo saca-rolha	Rabo retorcido
Robusto	Com corpo curto e compacto
Sobrancelhas	Pêlos acima dos olhos
Topete	Pelagem longa, de lã ou sedosa no topo da cabeça
Tufos	Pêlos longos nas orelhas, pernas e rabo

Dicas para a Tosa

Ao tosar, lembre-se de que os cães são diferentes – até os da mesma raça –, de forma que se deve considerar o formato do cão e trabalhar para conseguir o melhor resultado possível. Muitos defei-

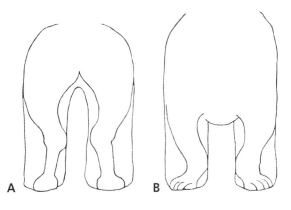

Figura 9.5 – (A) Jarretes de vaca. (B) Pernas bambas.

tos do cão podem ser disfarçados com uma tosa inteligente, por exemplo, jarrete de vaca e pernas bambas podem ser preparadas para parecerem retas (Fig. 9.5).

Durante a tosa, lembre-se de estar em uma posição na qual seja possível visualizar a linha exata de tosa. Olhe de forma reta para a linha que estiver tosando e tente deixar o cão com as quatro patas no chão, pois isto é vantajoso e ajuda a reduzir marcas de cortes bruscos e linhas incorretas no pêlo. Ao tosar as pernas, lembre-se de que há quatro lados para serem tosados (Fig. 9.6).

Tosar a cabeça de cães agitados pode ser difícil. Controle a cabeça segurando firmemente a barba ou o focinho (Fig. 9.7). *A segurança do cão está acima de tudo.* Nunca aponte a tesoura no sentido dos olhos, mas mantenha-a sempre paralela a eles e esteja sempre ciente de que há pele solta nessa área (Fig. 9.8). Ao tosar as orelhas, fazê-lo sempre da base para a ponta para garantir que esse órgão não seja cortado pela porção média da tesoura; utilize sempre a ponta da tesoura (Fig. 9.9). Mantenha seu polegar perto da porção externa da orelha do animal e trabalhe com cuidado ao redor das bordas (Fig. 9.10). Seja cuidadoso ao usar navalhas nas orelhas. Para evitar lesões tome cuidado com as áreas perigosas indicadas pelas linhas vermelhas na Figura 9.11.

A tosa da parte de baixo dos coxins pode ser feita com tesoura ou máquina de tosa. Em qualquer método utilizado, segurar com o seu dedo, como mostra na Figura 9.12, ajudará a deixar os coxins bem abertos. Os coxins inferiores podem ser tosados normalmente com tesoura, mas se os

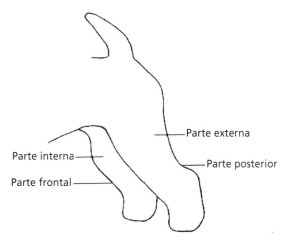

Figura 9.6 – Tosa das pernas (lembre-se de que existem quatro partes a serem aparadas).

Técnicas de Banho, Secagem e Tosa para Cães   149

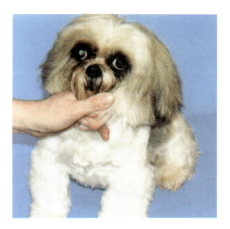

Figura 9.7 – Controle a cabeça ao segurar o focinho.

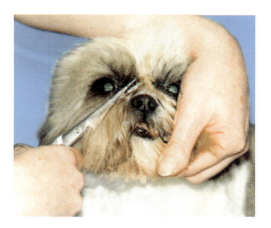

Figura 9.8 – Utilize sempre tesouras paralelas aos olhos.

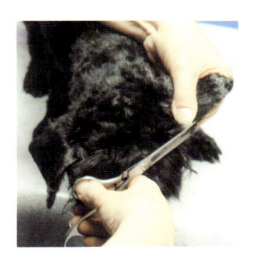

Figura 9.9 – Aparagem ao redor das orelhas.

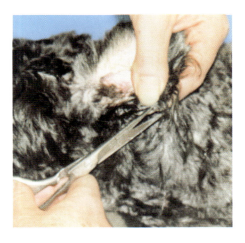

Figura 9.10 – Mantenha o polegar próximo à orelha externa.

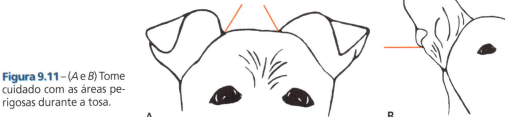

Figura 9.11 – (*A* e *B*) Tome cuidado com as áreas perigosas durante a tosa.

150 Técnicas de Banho, Secagem e Tosa para Cães

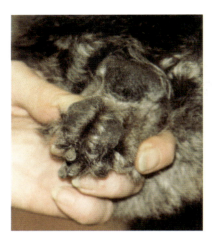

Figura 9.12 – Abra bem os coxins.

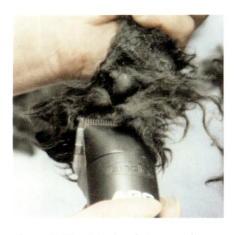

Figura 9.13 – Máquina de tosa sendo usada para remover nós.

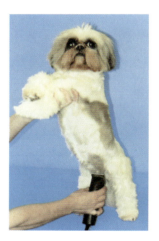

Figura 9.14 – Tosa da virilha.

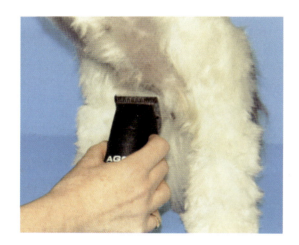

Figura 9.15 – Evite cuidadosamente os mamilos.

pêlos dos dedos estiverem emaranhados, utilize uma lâmina ultrafina (tamanho 50) para remover a massa de pêlos (Fig. 9.13).

Tome muito cuidado ao tosar as áreas da virilha e do ânus, pois pode haver uma reação grave à tosa. Utilize lâminas tamanho 10 ou 15 e tose cuidadosamente evitando os mamilos (Figs. 9.14 e 9.15). *Nunca tose diretamente sobre a vulva, o pênis ou ânus.* As Figuras 9.16 e 9.17 ilustram como tosar corretamente as áreas ao redor do ânus e da virilha.

Corte dos Pêlos das Patas com a Tesoura

Primeiro corte as unhas. O cão mostrado na Figura 9.18, *A* apresenta unhas bem longas. Estas devem estar bem curtas antes de se cortar e modelar os pêlos das patas (Fig. 9.18, *B*).

Técnicas de Banho, Secagem e Tosa para Cães 151

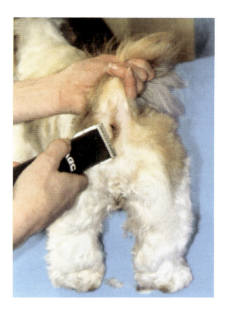

Figura 9.16 – Nunca tose sobre a abertura anal.

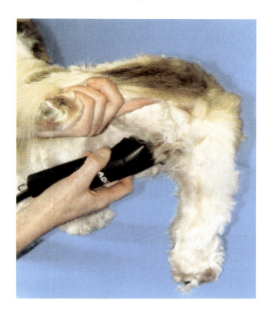

Figura 9.17 – Nunca tose sobre a abertura da vulva.

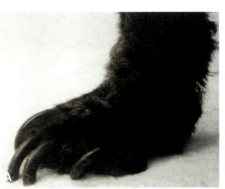

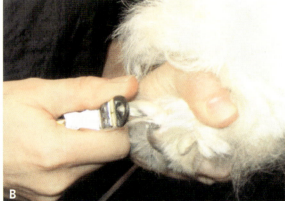

Figura 9.18 – (*A*) Unhas muito compridas. (*B*) Corte das unhas.

Patas Arredondadas

As patas são tosadas da forma mostrada nas Figuras 9.19 a 9.22, quando o cão apresenta pêlo muito longo, como o Bearded Collie (Pa-Dc2) e o Afghan Hound (Ho-Si), se o proprietário exige bordas caprichadas. Para conseguir a aparência desejada, erga os pêlos da pata tirando-os do caminho e tose próximo dos dois dedos da frente (Fig. 9.19) e dos dois coxins laterais (Fig. 9.20), mas *nunca* na parte de trás. Estique a pata na mesa e corte a parte sobressalente dos pêlos da pata traseira (Fig. 9.21).

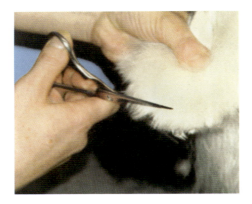

Figura 9.19 – Tosa redonda das patas. Primeiro passo: ao redor dos dois dedos da frente.

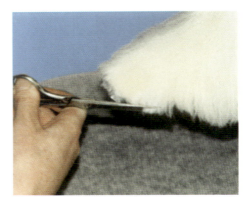

Figura 9.20 – Segundo passo: ao redor dos coxins laterais.

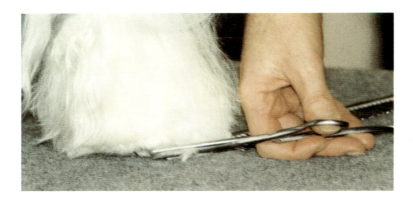

Figura 9.21 – Terceiro passo: ao redor da parte posterior da pata.

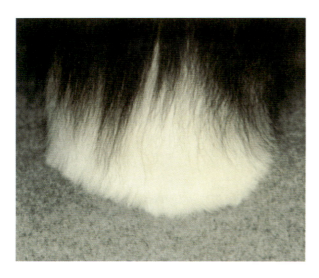

Figura 9.22 – O resultado final deve ser uma pata caprichada e arrumada.

Técnicas de Banho, Secagem e Tosa para Cães 153

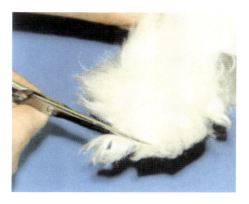

Figura 9.23 – Tosa compacta dos pés. Primeiro passo: ao redor dos dois dedos da frente.

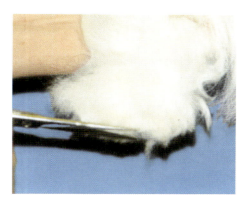

Figura 9.24 – Segundo passo: ao redor dos coxins laterais.

Patas Compactas

As patas compactas são próprias da tosa do tipo urso de pelúcia das raças Terrier Branco das Colinas do Oeste (Te-Wi) e Lhasa Apso (Ut-Dc2) e de qualquer outra raça com esse tipo de tosa. Erga o pêlo da pata para tirá-lo do caminho e tose bem próximo dos dois dedos da frente (Fig. 9.23) e dos coxins laterais (Fig. 9.24). Levante a pata e passe o pente nos pêlos que estão sobressalentes na parte de trás do coxim principal e corte transversalmente (Fig. 9.25). A pata deve parecer unida à perna tosada. Não deixe a pata muito pequena, pois isto irá estragar o resultado final (Fig. 9.26).

Patas no Estilo Natural

Essa aparência é ideal para raças como Golden Retriever (Gd-Dc1), Border Collie (Pa-Dc1) e, algumas vezes, Cocker e Springer Spaniel (Gd-Si), dependendo do comprimento do pêlo. Para conseguir esse resultado, tose ao redor das bordas laterais da pata (Fig. 9.27), escove o pêlo entre os dedos no sentido contrário (Fig. 9.28) e corte ou retire o excesso do nível de pêlos da quartela (Fig. 9.29). Não cave com a tesoura, pois deixará marcas de cortes mal feitos. Apare os pêlos sobressalentes dos coxins principais da pata (Fig. 9.30).

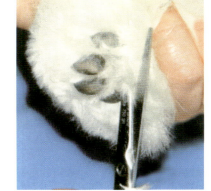

Figura 9.25 – Terceiro passo: penteie os pêlos sobressalentes no coxim principal para baixo e proceda ao corte perpendicular.

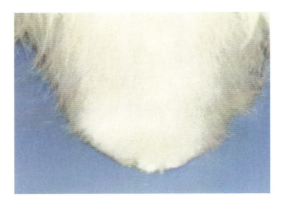

Figura 9.26 – O resultado deve ser uma tosa que faça as patas e as pernas parecerem juntas.

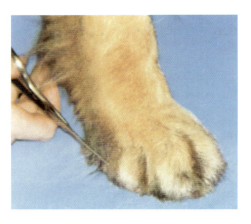

Figura 9.27 – Tosa natural das patas. Primeiro passo: apare a borda posterior da pata.

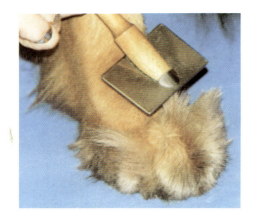

Figura 9.28 – Segundo passo: escove o pêlo para cima, entre os dedos.

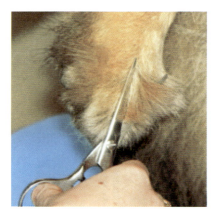

Figura 9.29 – Terceiro passo: apare ou desbaste o excesso de pêlos da quartela.

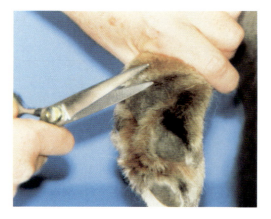

Figura 9.30 – Quarto passo: arrume os pêlos mais longos do coxim principal.

Pata de Gato

A pata de gato é indicada principalmente para Spaniels. Comece aparando ao redor da pata, mantendo-se próximo dos dois dedos dianteiros (Fig. 9.31) e ao redor dos coxins laterais (Fig. 9.32). Utilize o pêlo do topo da pata para deixar o topo dos dedos mais almofadados (Fig. 9.33). Escove o pêlo no sentido contrário e corte ou apare sob o topo, mas não separe a quartela e o pêlo da pata (Fig. 9.34). Faça as bordas das patas terem aspecto de parede e corte o excesso de pêlos do coxim principal da pata (Fig. 9.35). O resultado final da tosa da pata é mostrado na Figura 9.36.

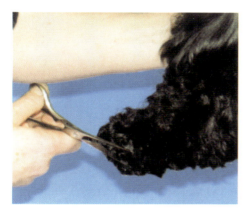

Figura 9.31 – Tosa do tipo patas de gato. Primeiro passo: comece aparando o contorno das patas, mantendo-se próximo aos dois dedos da frente.

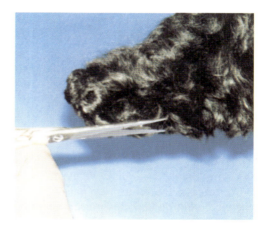

Figura 9.32 – Segundo passo: ao redor dos coxins laterais.

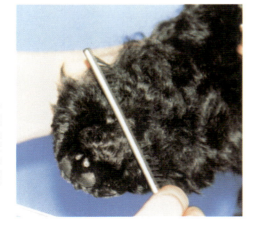

Figura 9.33 – Terceiro passo: utilize os pêlos sobre os dedos.

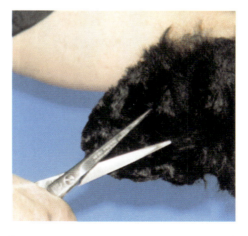

Figura 9.34 – Quarto passo: não separe o pêlo da quartela nem o das patas.

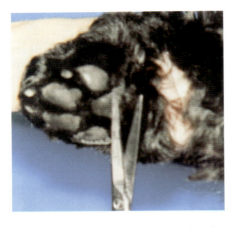

Figura 9.35 – Quinto passo: faça as bordas das patas terem um aspecto de parede e apare o excesso de pêlo do coxim principal.

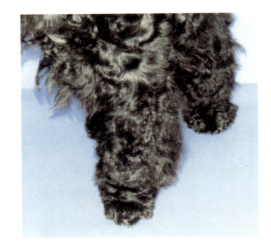

Figura 9.36 – Pata de gato pronta.

Jarretes Almofadados

O termo *jarrete almofadado* é usado para certas raças. Esse termo descreve a área do osso do jarrete até o coxim principal do pé. Para criar uma aparência almofadada, penteie ou escove o pêlo no sentido contrário e para fora e corte ou apare o pêlo que se estende além do osso do jarrete (Fig. 9.37). Isto fornece uma aparência grossa à perna em vez de magra (Fig. 9.38).

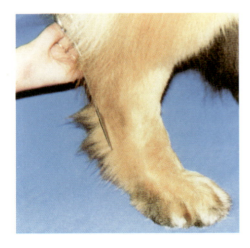

Figura 9.37 – Jarretes almofadados: penteie ou escove os pêlos no sentido contrário e, então, corte ou desbaste.

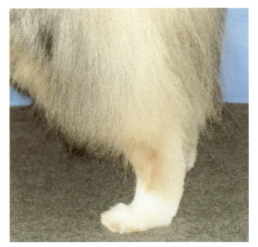

Figura 9.38 – Esta tosa fornece uma aparência grossa à perna.

Técnicas de Banho, Secagem e Tosa para Cães 157

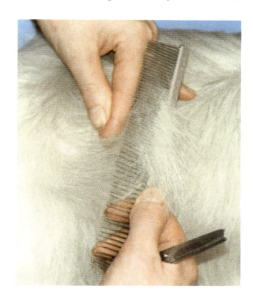

Figura 9.39 – Faça camadas levantando o pêlo com um pente e prendendo-o entre os dedos.

Formação de Camadas no Pêlo

São formadas camadas no pêlo ao encurtar o pêlo longo. Isto fornece uma aparência muito natural ao cão, sendo apropriado para raças como Bearded Collie (Pa-Dc2), Lhasa Apso (Ut-Dc2) e Yorkshire Terrier (To-Si). Para conseguir a aparência desejada, levante o pêlo com um pente e segure-o entre os dedos (Fig. 9.39), trabalhando na direção de crescimento do pêlo. Utilize tesoura de desbaste para cortar o pêlo – mais curto no sentido da coluna e mais longo na barriga. Penteie para ver o resultado final.

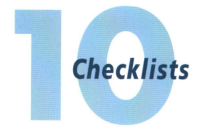

Checklists

CHECKLIST DE SAÚDE
- Orelhas.
- Dentes.
- Pele e pelagem.
- Glândulas anais.
- Olhos.
- Nódulos ou inchações.
- Áreas genitais.
- Perda ou ganho de peso.

CHECKLIST PRÉ-TOSA
- Verificação do estado de saúde.
- Garantia da retirada de todos os nós e pêlos mortos.
- Banho e secagem de acordo com o tipo de pelagem.
- Aparagem de unhas ou garras.
- Verificação das orelhas.

CHECKLIST DE BANHO DO CÃO

Proceda ao banho de acordo com o tipo de pelagem. Tenha todos os equipamentos à mão. Verifique a temperatura da água, prepare o xampu e coloque o cão na banheira. Para pormenores, consulte os Capítulos 6 e 9.
Molhe completamente o cão:

- Comece atrás dos ombros
- Trabalhe da parte traseira para a dianteira do corpo; então para as pernas e rabo.
- Finalmente, molhe a cabeça.
- Molhe entre o pêlo para garantir total saturação.
- Tome cuidado para não deixar entrar água no nariz e nas orelhas (canal auditivo) do animal.

Verifique e esvazie as glândulas anais, se necessário. Aplique o xampu sobre o:

- Rabo.
- Pernas e patas posteriores.
- Tronco e abdome.
- Pernas e patas anteriores.
- Ombros e peito.
- Cabeça e barba.

Então:

- Enxágüe o cão da cabeça até o rabo.
- Aplique novamente o xampu e reenxágüe.
- Use condicionador, se apropriado para o tipo de pêlo.
- Enxágüe muito bem. Retire o excesso de água e seque o cão com toalha.

CHECKLIST DE SECAGEM DO CÃO

Para pormenores, consulte os Capítulos 6 e 9.

- Utilize o método apropriado para a raça e o tipo de pelagem.
- Seque bem o pêlo.
- Remova nós ou partes embaraçadas.
- Remova os pêlos mortos.
- Passe o pente novamente.
- Verifique a presença de nódulos, inchações ou alergias na pele, bem como de pêlos com texturas diferentes.

CHECKLIST DE BANHO DO GATO

Para pormenores, consulte o Capítulo 6.

- Tenha todo o equipamento à mão.
- Selecione o xampu correto para o gato.
- Não coloque simplesmente o gato na banheira e, sim, segure-o pela prega da pele do pescoço (deixe-o descansar suas patas da frente na beira da banheira, se ele quiser).
- *Não* molhe a cabeça do gato.
- Aplique o xampu começando pelo pescoço e, então, pelo tronco até o rabo, tomando cuidado principalmente com a base do rabo.
- Aplique o xampu nas pernas e não se esqueça de lavar os pés do animal.
- Passe um lenço de rosto ou pano absorvente na cabeça.
- Enxágüe bem.
- Esfregue as orelhas e olhos com quatro pedaços de algodão, certificando-se de usar um em cada parte.
- Retire o excesso de água da pelagem com um pano absorvente.
- Seque bem com a toalha.

CHECKLIST DE SECAGEM DO GATO

Para pormenores, consulte o Capítulo 6.

Cabine de secagem
- Retire o gato após 10min, penteie bem e, se o pêlo ainda estiver molhado, coloque o animal novamente na cabine por mais 10min.
- Uma rasqueadeira macia pode ser usada delicadamente nas pernas.
- Repita os procedimentos anteriores até que o gato esteja seco ou termine da forma descrita a seguir.

Secagem com secador de mesa
- Seque com o secador e escove ou penteie retirando os nós e pêlos mortos.
- Uma rasqueadeira macia pode ser utilizada delicadamente nas pernas.
- Lembre-se de que a pele do gato é bem mais fina e sensível do que a do cão, portanto seja delicado.

CHECKLIST DE RETIRADA DE PÊLOS MORTOS COM AS MÃOS

- Verifique o estado de saúde.
- Retire o excesso de pêlos com as mãos antes do banho.
- Banhe o animal, se necessário.
- Termine a tosa higiênica.
- Complete a tosa dos pés.
- Termine de verificar as unhas.
- Termine de verificar as orelhas.
- Evite utilizar tesouras ou instrumentos de desbaste para estilizar o perfil da raça.

CHECKLIST DO CÓDIGO DE CORES

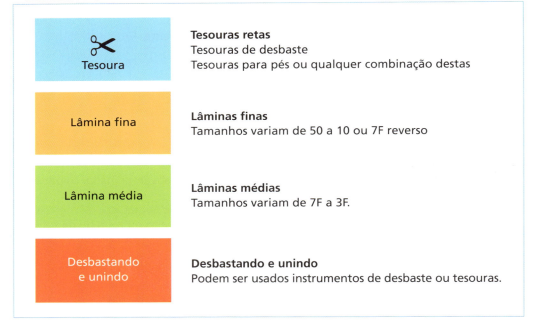

CHECKLIST DO TAMANHO DAS LÂMINAS

Tamanho da lâmina*

- 50 – Cirúrgica, utilizada principalmente para tosas de exposição.
- 40 – Idem a 50.
- 30 – Utilizada para pelagem mais grossa das orelhas de alguns Terriers, orelhas de Schnauzer e face e patas dos Poodles.
- 15 – Usada para face, patas e rabo dos Poodles.
- 10 – Tosa higiênica.
- 10 – Pontas das orelhas de Terrier Branco das Colinas do Oeste.
- 10 – Corte da pelagem da cabeça dos Terriers e Spaniels.
- 9 – Lâminas de corte para partes baixas do corpo podem ser usadas para Spaniels com pelagem grossa ou para o tronco de Terriers com pernas longas.
- $8^{1}/_{2}$ – Idem a 9.
- 7F – Tronco de Spaniels em geral, de Schnauzers e de Terriers com pernas longas.
- 5F – Tronco de Poodle e Terrier Branco das Colinas do Oeste.
- 4F – Corte de tronco longo em geral.
- 3F – Idem a 4F.

* Quanto mais alto o número, menor o comprimento de corte da lâmina.

CHECKLIST DE TOSA

- Complete a tosa refinada, de acordo com cada tipo de raça.
- Tosa de higiene (lâmina número 10, exceto para pelagens macias).
- Complete a tosa, corte ou o desbaste intermediários, de acordo com o tipo de raça.
- Tose as pernas, saia, peito, cabeça e rabo. Ao tosar as orelhas, use tesouras nas bordas para dar melhor acabamento.
- Observe o resultado final quanto à harmonia e capricho.

CHECKLIST DE MANUTENÇÃO DO EQUIPAMENTO

Para pormenores, consulte o Capítulo 2.

Cuidados na tosa
- Manutenção (de seis meses a um ano).
- Não dobre a máquina de tosa.
- Não a derrube.
- Não a guarde em lugar úmido.

Cuidados com a lâmina
- Lubrifique-a com uma gota de óleo ou com *spray*.
- Desinfete-a regularmente.
- Segure a lâmina do tosador para baixo e aplique o *spray* entre os dois discos.
- Retire o excesso de óleo.
- Nunca deixe as lâminas na água por mais de alguns minutos, retire qualquer resíduo e seque.
- Verifique se há dentes quebrados.
- Não separe as lâminas.
- Só guarde o equipamento após sua limpeza e colocação de óleo ou graxa.
- Esterilize cada item após o uso em cada animal.

Cuidados com as tesouras
- As tesouras nunca devem ser compartilhadas.
- Limpe as tesouras com óleo refinado específico para máquinas de tosa.
- Guarde cada tesoura em um compartimento separado.
- As tesouras nunca devem ser derrubadas.
- Apenas profissionais competentes devem fazer a manutenção e o afiamento das tesouras.
- Se for canhoto ou apresentar qualquer problema nas mãos ou punhos, comunique o técnico.

11 Perfis das Raças

- Afghan Hound (Ho-Si)
- Airedale Terrier (Te-Wi)
- Bearded Collie (Pa-Dc2)
- Bedlington Terrier (Te-Wo)
- Bernese Mountain Dog (Wo-Dc1)
- Bichon Frisé (To-Wo)
- Border Collie (Pa-Dc1 ou Sm)
- Border Terrier (Te-Wi)
- Bouvier des Flandres (Wo-Dc2)
- Boxer (Wo-Sm)
- Cairn Terrier (Te-Wi)
- Cão d'Água Irlandês (Gd-Wo)
- Cavalier King Charles Spaniel (To-Si)
- Chow Chow (Ut-Dc1)
- Clumber Spaniel (Gd-Si)
- Cocker Spaniel (Gd-Si)
- Cocker Spaniel Americano (Gd-Si)
- Collie de Pêlo Longo (Pa-Dc1)
- Dachshund – Pêlo Duro (Ho-Wi)
- Dachshund – Pêlo Longo (Ho-Si)
- Dachshund – Pêlo Macio (Ho-Sm)
- Dandie Dinmont Terrier (Te-Wi)
- Deerhound (Ho-Wi)
- Dobermann (Wo-Sm)
- English Springer (Gd-Si)
- Field Spaniel (Gd-Si)
- Flat Coated Retriever (Gd-Dc1)
- Fox Terrier de Pêlo Duro (Te-Wi)
- Golden Retriever (Gd-Dc1)
- Gordon Setter (Gd-Si)
- Griffon de Bruxelas (To-Wi ou Sm)
- Irish Wolfhound (Ho-Wi)
- Kerry Blue Terrier (Te-Si)
- Labrador Retriever (Gd-Dc1)
- Lakeland Terrier (Te-Wi)
- Lhasa Apso (Ut-Dc2)
- Lowchen (To-Si)
- Lulu da Pomerânia (To-Dc1)
- Maltês (To-Si)
- Mestiços
- Norfolk Terrier (Te-Wi)
- Norwich Terrier (Te-Wi)
- Old English Sheepdog (Pa-Dc2)
- Papillion (To-Si)
- Parson Russell Terrier (Te-Wi)
- Pastor Alemão (Pa-Dc1)
- Pequinês (To-Dc1)
- Polish Lowland Sheepdog (Pa-Dc2)
- Poodle (Ut-Wo)
- Samoieda (Pa-Dc1)
- São Bernardo (Wo-Dc1)
- Schnauzer (Ut-Wi)
- Schnauzer Gigante (Wo-Wi)
- Schnauzer Miniatura (Ut-Wi)
- Sealyham Terrier (Te-Wi)
- Setter Inglês (Gd-Si)
- Setter Irlandês (Gd-Si)
- Shetland Sheepdog (Pa-Dc1)
- Shih Tzu (Ut-Dc2)
- Soft Coated Wheaten Terrier (Te-Si)
- Spinone Italiano (Gd-Wi)
- Springer Spaniel de Gales (Gd-Si)
- Sussex Spaniel (Gd-Si)
- Terra Nova (Wo-Dc1)
- Terrier Branco das Colinas do Oeste (Te-Wi)
- Terrier Escocês (Te-Wi)
- Terrier Irlandês (Te-Wi)
- Terrier Tibetano (Ut-Dc2)
- Welsh Terrier (Te-Wi)
- Yorkshire Terrier (To-Si)

Utilização do Perfil da Raça e Dicas de Cuidado

- Ao tosar, pense no cão como um indivíduo. Conheça as características de cada raça, pois há diferenças entre elas; esses detalhes o ajudarão na manipulação e na obtenção do estilo desejado.
- Pode haver uma grande variação entre dois cães da mesma raça.
- Use os diagramas de tosa. Interprete-os para cada cão e tenha como objetivo dar ao animal a sua melhor aparência possível. O tamanho da lâmina depende da espessura da pelagem do cão. Por isto, avalie a qualidade do pêlo antes de apará-lo. A pelagem pode ser aparada com lâminas serrilhadas, que permitem um acabamento mais longo do que o proporcionado pelas lâminas F, ou ser desbastada ou cortada para ficar com aparência mais natural ou duradoura, respectivamente.
- Para cortar, use as linhas de uniformização e a posição da inserção do rabo (ver Fig. 9.4, Cap. 9) como base para decidir o momento de parar. Depois, corte ou desbaste para obter o resultado desejado para uma tosa balanceada e harmônica.
- Ao aparar a barba, afaste as franjas para obter uma aparência arredondada perfeita.
- Para cortar a sobrancelha, afaste as franjas para deixar os cantos dos olhos mais limpos.
- Para levantar sobrancelhas longas, pode-se desbastar ou cortar um pouco o canto medial das franjas.
- Nunca corte as franjas do peito com o cão sentado.
- Certifique-se que todas as linhas de corte sejam precisas e corte uniformemente para obter o melhor visual possível.
- Para terminologia e pontos caninos (Fig. 9.4), ver Capítulo 9.
- Para os *checklists* de trabalho, ver Capítulo 10.

Os cortes mudam com o passar do tempo, portanto mantenha-se atualizado sobre essas mudanças, por meio de seminários e exposição de cães.

Raças

As seguintes aparências e características das raças foram reproduzidas com a gentil permissão do Kennel Club.

Afghan Hound (Ho-Si)

Aparência geral: dá a impressão de força e dignidade, combinando velocidade e potência. A cabeça mantém-se altiva.
Características: a expressão oriental é típica da raça. O Afghan possui olhar fixo e penetrante.
Tempo recomendado entre tosas: quatro a seis semanas.
Consulte as *checklists* no Capítulo 10.

- O Afghan deve parecer natural, não tosado. A Figura 11.1 mostra um Afghan antes da tosa. Compare com a Figura 11.4, após a tosa.
- Apare ou corte abaixo dos coxins.
- Arranque o excesso de pêlos da garupa (Fig. 11.2).
- Garanta a maciez da face arrancando os pêlos mortos manualmente ou usando tesouras de desbaste (Fig. 11.3).
- Os pés podem ser aparados de forma arredondada, quando solicitado. A Figura 11.4 mostra o resultado dos cuidados em um Afghan.

Perfis das Raças 167

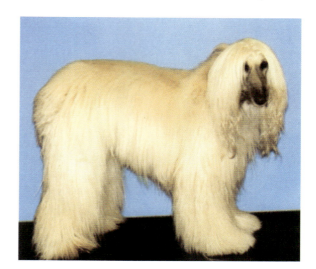

Figura 11.1 – Afghan antes da tosa.

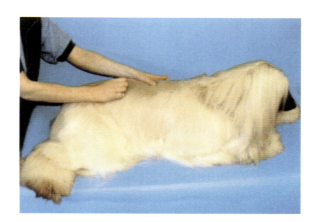

Figura 11.2 – *Stripping* do lombo.

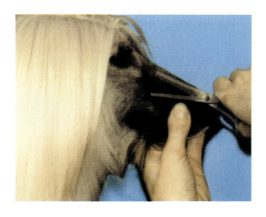

Figura 11.3 – Limpeza da face.

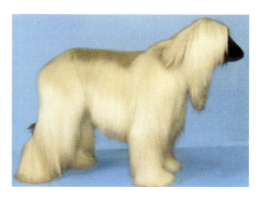

Figura 11.4 – Resultado da tosa do Afghan com pelagem longa.

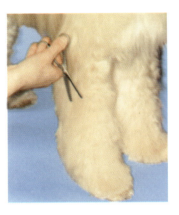

Figura 11.5 – Corte do pêlo do Afghan com a tesoura para baixo.

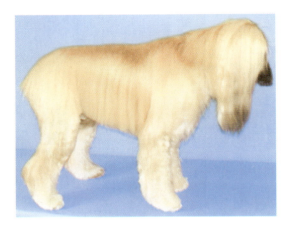

Figura 11.6 – Resultado de tosa em estilo *pet*.

Métodos Alternativos

Cortar essa pelagem pode ser difícil, já que a textura do pêlo deixa as marcas da tesoura aparentes. Se a pelagem das pernas tiver que ser encurtada, corte o pêlo seguindo o caimento natural e os contornos do cão (Fig. 11.5). Tesouras de desbaste podem ajudar a reduzir as "marcas de corte" (Fig. 11.6). Se a pelagem estiver muito embaraçada, a tosa pode ser a única opção.

Airedale Terrier (Te-Wi)

Aparência geral: é o maior dos Terriers. É musculoso, ativo, encorpado e não apresenta pernas desproporcionais ou corpo excessivamente longo.

Características: tem expressão penetrante e movimentos rápidos; demonstra felicidade ao menor sinal de expectativa. Sua personalidade se manifesta pela expressão dos olhos, postura das orelhas e cauda ereta.

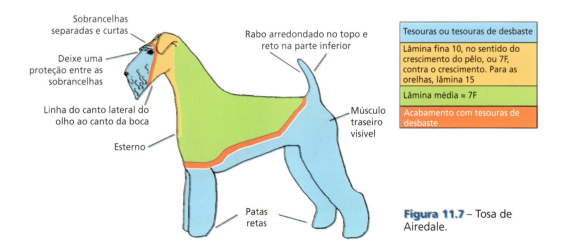

Figura 11.7 – Tosa de Airedale.

Perfis das Raças 169

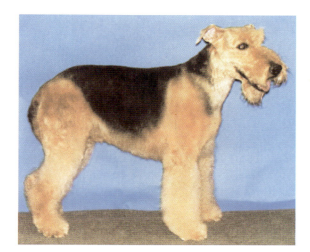

Figura 11.8 – Tosa do Airedale Terrier em estilo *pet*.

Tempo recomendado entre tosas: 8 a 12 semanas.
Consulte as *checklists* no Capítulo 10.

Arrancamento Manual (*Stripping* Manual)

A pelagem deve ser toda arrancada manualmente para manter a coloração e textura. O processo nunca pode ser desconfortável para o animal, portanto deve ser realizado quando o pêlo está pronto e nunca deve ser forçado. Para verificar se é o momento certo de retirar o pêlo morto, observe como ele está posicionado em relação ao corpo e delicadamente puxe uma mecha. Se a pelagem estiver aderida ao corpo e o pêlo for difícil de puxar, então ainda não é o momento de realizar o arrancamento.

Use todos os dedos, inclusive o polegar, ou uma faca para *stripping* para remover a pelagem morta externa. Trabalhe no padrão demonstrado para o arrancamento. Cabeça, pescoço e orelhas precisam ter seus pêlos arrancados com muita atenção para não causar fricção com a faca. Corte dentro das orelhas. Utilize tesouras de desbaste para deixar o músculo posterior e os pés caprichados. A cabeça deve ficar retangular, com sobrancelhas curtas (Fig. 11.9).

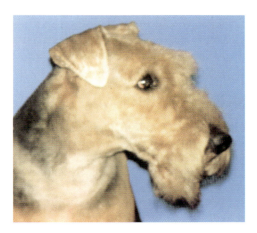

Figura 11.9 – Resultado da tosa da cabeça do Airedale Terrier.

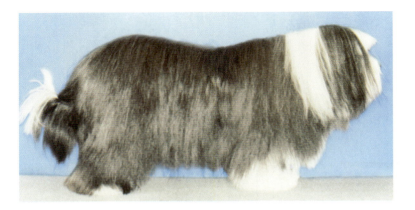

Figura 11.10 – Tosa do Bearded Collie no estilo *pet*.

Bearded Collie (Pa-Dc2)

Aparência geral: cão ativo e esguio; a proporção de seu comprimento em relação à altura é de aproximadamente 5 para 4 (medido do peito ao traseiro). As fêmeas adultas podem apresentar corpo um pouco mais longo. Apesar de serem encorpados por natureza, deve-se evitar que pareçam muito pesados, devendo a luz passar na parte inferior do seu corpo. Uma característica diferencial é a expressão alerta e curiosa.
Características: atentos, enérgicos, autoconfiantes e ativos.
Tempo recomendado entre tosas: quatro a oito semanas.
Consulte as *checklists* **no Capítulo 10.**

- Um Bearded Collie de pelagem completa só deve receber tosa higiênica e abaixo dos coxins.
- A maioria dos proprietários prefere os pés com tosa redonda e franja cortada no topete (Fig. 11.10). Para cortar a franja, coloque o polegar na altura do corte e penteie uma pequena porção da pelagem para frente; então, corte transversalmente de fora para dentro dos olhos. Penteie outra parte e corte a outra camada.
- Para aumentar a caída do pêlo podem ser feitas camadas com tesouras de desbaste. Levante uma camada de pêlo por vez e corte seguindo o sentido do crescimento. Corte as bordas das pernas e ao longo do formato da cabeça para uma melhor apresentação.
- Se preferir um corte mais curto, apare mais o corpo (seguindo as linhas do Terrier Branco das Colinas do Oeste) e passe a tesoura nas pernas.
- Se o pêlo estiver muito emaranhado, pode ser necessária a tosa total.

Bedlington Terrier (Te-Wo)

Aparência geral: cão gracioso, arqueado e muscular, sem sinais de fraqueza ou brutalidade. A cabeça apresenta formato de pêra ou triangular e, quando em repouso, deixa transparecer uma expressão suave e gentil.
Características: espirituoso, brincalhão e autoconfiante. Um companheiro inteligente, com fortes instintos esportivos.
Tempo recomendado entre tosas: seis a oito semanas.
Consulte as *checklists* **no Capítulo 10.**

Perfis das Raças   171

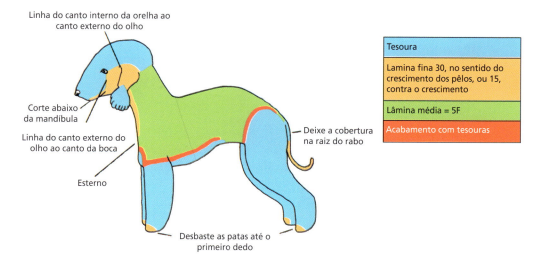

Figura 11.11 – Tosa de Bedlington.

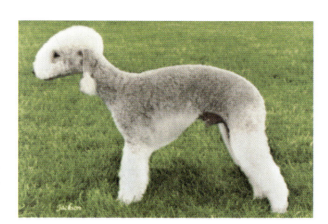

Figura 11.12 – Bedlington: apresentação em exposição. Cortesia de John D. Jackson.

- Os pés devem ficar "tipo lebre" e o rabo, "tipo rato".
- Corte um tufo com forma de diamante nas terminações das orelhas.

Bernese Mountain Dog (Wo-Dc1)

Aparência geral: cão de trabalho forte e robusto, ativo, alerta e de coloração forte. Apresenta ossos bem estruturados.
Características: um cão de fazenda versátil, capaz de realizar trabalhos de tração. Em relação à família, é muito bom e devotado. Demora para amadurecer.
Tempo recomendado entre tosas: três a quatro meses.
Consulte as *checklists* **no Capítulo 10.**

- Faça a tosa natural nos pés, deixando os jarretes almofadados.

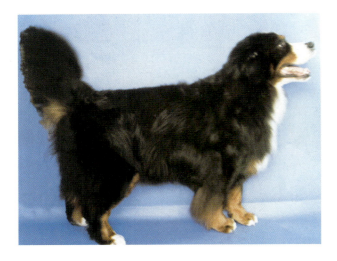

Figura 11.13 – Bernese: estilo *pet*.

Bichon Frisé (To-Wo)

Aparência geral: é um cão de aparência muito harmoniosa e elegante. Seu pêlo forma um belo volume nas costas. Sua pelagem natural é branca, com cachos mais soltos. Cabeça altiva e confiante.
Características: cão pequeno, vibrante, alegre e cheio de vida.
Tempo recomendado entre tosas: quatro semanas.
Consulte as *checklists* **no Capítulo 10.**

- O corte ideal é de 7,5 a 10cm de comprimento para a pelagem. Se um corte mais curto for requisitado, utilize uma lâmina 4F no corpo.

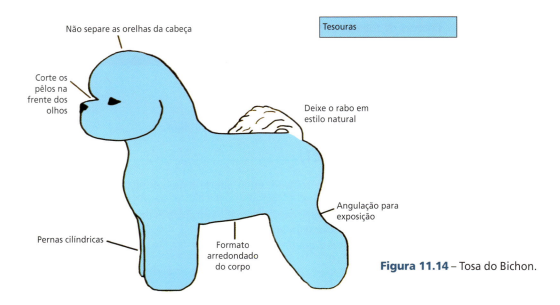

Figura 11.14 – Tosa do Bichon.

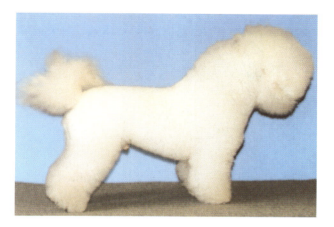

Figura 11.15 – Bichon: tosa em estilo *pet* completa.

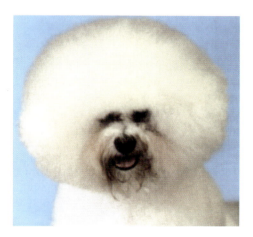

Figura 11.16 – Bichon: tosa em estilo *pet* da cabeça.

Border Collie (Pa-Dc1 ou Sm)

Aparência geral: bem proporcional, com belos contornos, muito gracioso e equilibrado. Apresenta também outras características que lhe dão uma aparência resistente. Qualquer tendência a aspecto grosseiro ou emagrecido não é desejada.
Características: cão pastor tenaz e habilidoso, além de ser muito dócil.
Tempo recomendado entre tosas: três a quatro meses.
Consulte as *checklists* no Capítulo 10.

- Faça tosa natural nas patas, deixando os jarretes almofadados.
- Corte o pêlo entre o coxim principal e o de apoio.

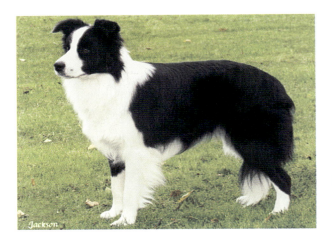

Figura 11.17 – Border Collie: exposição ou companhia. Cortesia de John D. Jackson.

Border Terrier (Te-Wi)

Aparência geral: um Terrier essencialmente de trabalho.
Características: capaz de seguir um cavalo. Combina atividade com brincadeira.
Tempo recomendado entre tosas: três a quatro meses.
Consulte as *checklists* no Capítulo 10.

- A pelagem deve ser completamente retirada de forma manual, deixando as sobrancelhas pequenas e uma barba arredondada para criar aparência de "cabeça de lontra". Contudo, se a pele estiver em más condições ou o pêlo for de textura ruim, nem sempre a retirada manual será apropriada, pois poderá causar irritação.
- Tosar o pêlo não é aconselhável, pois o pêlo interno pode ser atingido, deixando marcas.
- A utilização de tesoura de desbaste em toda a pelagem cria uma aparência natural.
- A linha da sobrancelha e da barba deve ir do canto lateral do olho até o da boca.
- Se for fazer *stripping* manual, utilize a tesoura de desbaste para o acabamento do rabo, pés e linha muscular traseira.

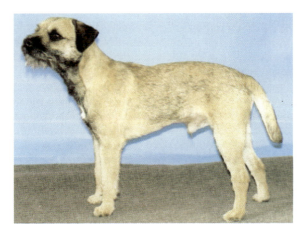

Figura 11.18 – Border Terrier: *stripping* manual para tosa em estilo *pet*.

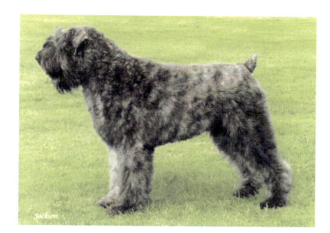

Figura 11.19 – Bouvier des Flandres: cão de exposição. Cortesia de John D. Jackson.

Bouvier des Flandres (Wo-Dc2)

Aparência geral: corpo compacto, baixo, bem formado, com boa estrutura óssea. Membros fortes e musculosos, dando a impressão de muita força, porém com comportamento, em geral, gracioso.
Características: aparência vivaz, revelando inteligência, energia e audácia. Sua barba grossa é uma característica que lhe dá uma expressão desagradável.
Tempo recomendado entre tosas: três a quatro meses.
Consulte as *checklists* **no Capítulo 10.**

- Corte os pêlos do topo do crânio com uma lâmina fina de número 10. *Não* corte as bochechas. Una-as à barba, utilizando instrumentos de desbaste.
- Use uma tesoura de desbaste no corpo e nas pernas para dar mais naturalidade à conformação.
- Deixe o pêlo mais longo no pescoço para criar um aspecto curvilíneo.
- Tose o pescoço de forma mais curta do que o corpo.
- Apare abaixo do rabo e no músculo das pernas traseiras.
- Apare ao redor dos pés.

Boxer (Wo-Sm)

Aparência geral: cão muito nobre, com pelagem macia, estatura média, configuração quadrada, ossatura forte e evidente, além de músculos bem desenvolvidos.
Características: vivaz, forte, leal ao seu dono e à família, mas perigoso com estranhos. Obediente e amigável para brincar, mas com instinto guardião.
Tempo recomendado entre tosas: três a quatro meses.
Consulte as *checklists* **no Capítulo 10.**

Cairn Terrier (Te-Wi)

Aparência geral: ágil, alerta e com uma aparência esperta. Consegue ficar ereto sobre as patas posteriores. Sua conformação apresenta quartos fortes, profundidade da caixa torácica e movimentação livre. Possui uma pelagem muito resistente a climas adversos.

176 Perfis das Raças

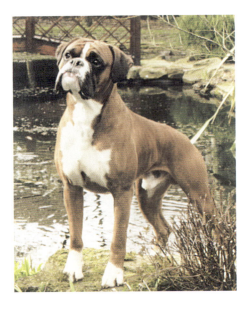

Figura 11.20 – Boxer: exposição ou companhia. Cortesia de John D. Jackson.

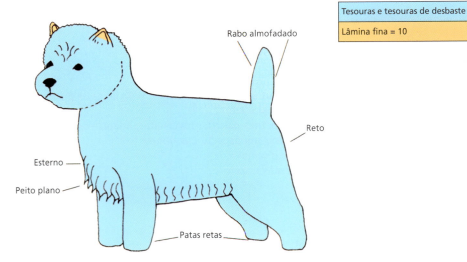

Figura 11.21 – Tosa de Cairn.

Características: impressiona por ser ativo, brincalhão e obstinado.
Tempo recomendado entre tosas: 8 a 12 semanas.
Consulte as *checklists* no Capítulo 10.

- Toda a pelagem deve ser retirada com as mãos.
- A utilização de instrumentos de desbaste pode fornecer uma aparência bem mais natural aos cães domésticos.

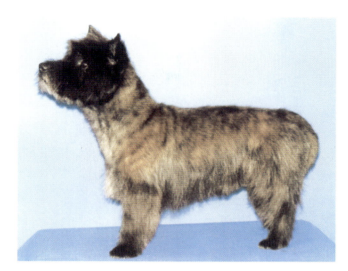

Figura 11.22 – Tosa do Cairn em estilo *pet*.

Tosa de Animais Domésticos

- Arredonde a cabeça como para o Terrier Branco das Colinas do Oeste, mostrado na Figura 11.101, mais adiante. Corte os pêlos dos cantos dos olhos com tesouras de desbaste, mas não corte muito.
- Corte uma franja para criar uma viseira sobre os olhos.
- A cabeça deve apresentar formato circular e todo o pêlo deve apresentar uniformidade em seu comprimento.
- Corte um contorno semicircular do nariz até a parte traseira da orelha, deixando um comprimento maior abaixo dos olhos.
- Penteie contra o sentido de crescimento do pêlo e utilize tesouras de desbaste para arrumar os pêlos que tenham ficado mais longos na nuca e nas orelhas.
- Levante o pêlo em sessões, no topo da cabeça e nos lados, utilizando tesouras de desbaste para criar uma forma circular (uma aparência cheia de camadas).

Cão d'Água Irlandês (Gd-Wo)

Aparência geral: esperto, inteligente, robusto e compacto.
Características: cão de tiro resistente e versátil para todos os tipos de esportes com armas, principalmente no mato.
Tempo recomendado entre tosas: seis a oito semanas.
Consulte as *checklists* **no Capítulo 10.**

- Seque o pêlo para manter a ondulação natural.
- Retire o excesso de pêlos do rabo com uma lâmina número 10, deixando os pêlos da base.
- Tose contra o crescimento do pêlo do pescoço até o pomo-de-adão, com uma lâmina 7F, sem retirar a barba localizada abaixo da mandíbula.
- Corte o resto do pêlo, seguindo e acentuando o contorno natural do animal. Deixe os pêlos mais longos na região cervical.
- O topete deve ficar uniforme e contínuo, deixando uma franja acima dos olhos.

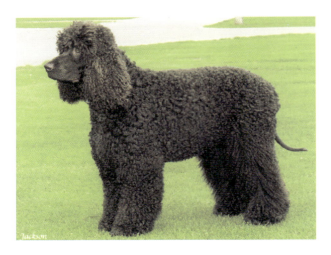

Figura 11.23 – Cão d'Água Irlandês: cão de exposição. Cortesia de John D. Jackson.

Cavalier King Charles Spaniel (To-Si)

Aparência geral: ativo, gracioso e muito harmonioso, com expressão gentil.
Características: esportivo, afetuoso e muito corajoso.
Tempo recomendado entre tosas: 8 a 12 semanas.
Consulte as *checklists* **no Capítulo 10.**

Não tose esta raça, principalmente os animais com colorações blenheim e rubi. A pelagem interna apresenta uma coloração diferente e as marcas de tosa aparecem facilmente. As colorações preta, castanha e tricolor não deixam transparecer tanto essas marcas, mas é preferível deixar a pelagem natural. Utilize o desembolador do tipo Coat King ou instrumentos de desbaste para ajudar a nivelar o pêlo. Se o proprietário insistir na tosa, não há muita opção!

- Faça a tosa natural nos pés.
- Aprume os pêlos do jarrete, deixando-os com aparência almofadada.
- Corte as franjas dando movimento e naturalidade.
- Tire o volume excessivo do pêlo abaixo das orelhas para melhorar a aeração.

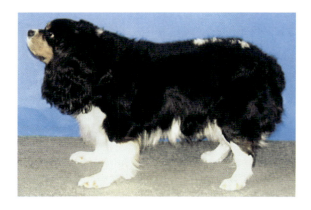

Figura 11.24 – Cavalier King Charles Spaniel: tosa em estilo *pet*.

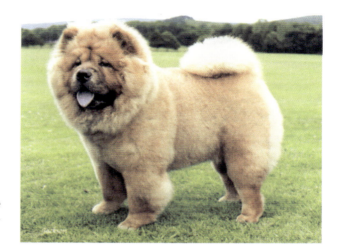

Figura 11.25 – Chow Chow: cão de exposição. Cortesia de John D. Jackson.

Chow Chow (Ut-Dc1)

Aparência geral: ativo, compacto, baixo e harmonioso. Tem aparência de leão, com porte orgulhoso e digno. Sua conformação é forte e firme; o rabo fica bem erguido nas costas.
Características: quieto, bom guardião. Apresenta uma língua preto-azulada. Único em seu porte pomposo.
Tempo recomendado entre tosas: três a quatro meses.
Consulte as *checklists* no Capítulo 10.

- Faça tosa natural nos pés, deixando os jarretes almofadados.

Clumber Spaniel (Gd-Si)

Aparência geral: harmonioso, com ossatura pesada, ativo e com uma expressão pensativa. Sua aparência geral é robusta.
Características: calmo, afetuoso e muito inteligente, com atitude determinada, que melhora sua habilidade natural. Um trabalhador silencioso com excelente faro.
Tempo recomendado entre tosas: 8 a 12 semanas.
Consulte as *checklists* no Capítulo 10.

- Não tose o corpo. Retire o excesso de pêlo com as mãos ou utilize o desembolador do tipo Coat King ou instrumentos para desbaste que auxiliem a dar nivelamento ao pêlo.
- Faça tosa natural nos pés, deixando os jarretes almofadados.
- Corte o excesso de pêlos da orelha e dê prumo às bordas.
- Corte as franjas respeitando a sua aparência natural.
- Utilize tesouras de desbaste para aprumar a região do pescoço.

Cocker Spaniel (Gd-Si)

Aparência geral: alegre, robusto, esportivo, harmonioso e compacto. As medidas da cernelha ao chão e a da cernelha até o traseiro são próximas.

180 Perfis das Raças

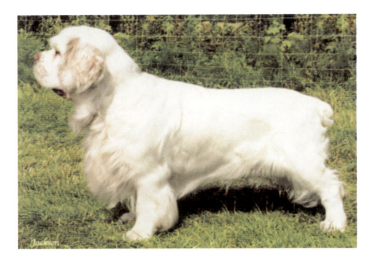

Figura 11.26 – Clumber Spaniel: cão de exposição. Cortesia de John D. Jackson.

Características: É muito alegre e movimenta continuamente o rabo. Possui um movimento de agitação típico, principalmente ao seguir um odor. Não tem medo de tempo ruim.
Tempo recomendado entre tosas: Quatro a oito semanas.
Consulte as *checklists* **no Capítulo 10.**

- Remova manualmente os pêlos desbotados e fofos.
- A pelagem deve ser retirada com a mão (*stripping* manual), mas, para animais de estimação, a aparagem é muito comum.
- Desbaste as patas em forma de patas de gato.
- A pelagem deve parecer solta e natural.
- Rabos não cortados devem estar tosados em forma de bandeira.

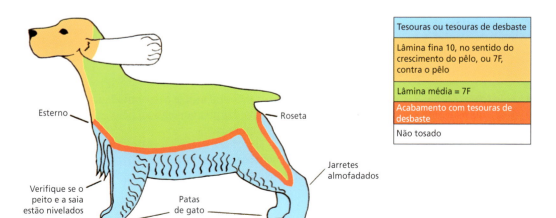

Figura 11.27 – Tosa de Cocker Spaniel.

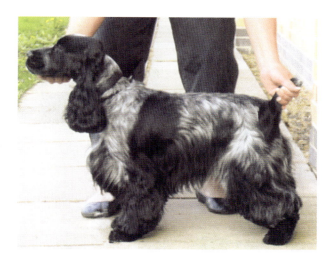

Figura 11.28 – Cocker Spaniel: cão com tosa para exposição.

Cocker Spaniel Americano (Gd-Si)

Aparência geral: cão bem proporcional, com aparência servil, cabeça cinzelada e refinada. Suas pernas são fortes, com ossos bem estruturados, e o seu corpo é compacto e robusto, com quartos amplos e musculares.
Características: alegre, independente, forte e pronto para o trabalho.
Tempo recomendado entre tosas: quatro a seis semanas.
Consulte as *checklists* no Capítulo 10.

- A pelagem corporal deve ser arrancada com as mãos, faça stripping do pêlo desbotado e fofo com os dedos, incluindo o polegar.
- Para os cortes de animais domésticos, a saia pode ser bem mais curta e as pernas, tubulares (Fig. 11.30).
- Rabos não-cortados devem ficar volumosos ou bem curtos.
- A Figura 11.31 é de um Cocker Spaniel Americano com um corte para exposição.

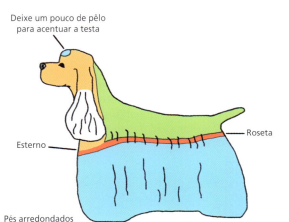

Figura 11.29 – Tosa de Cocker Americano.

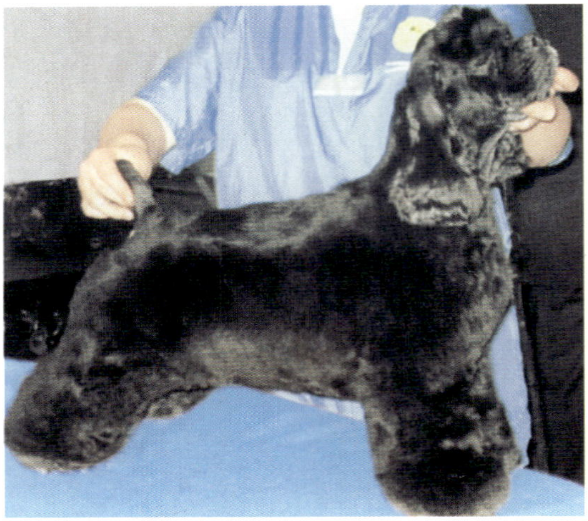

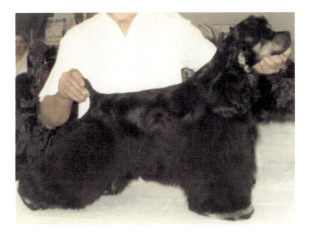

Figura 11.30 – Tosa do Cocker Americano em estilo *pet*.

Figura 11.31 – Tosa do Cocker Americano para exposição.

Collie de Pêlo Longo (Pa-Dc1)

Aparência geral: é um cão de grande beleza, posiciona-se com nobreza impassível e não apresenta nenhuma parte desproporcional ao resto do corpo.
Características: sua estrutura física apresenta linhas de força e energia, sem ser grosseiro ou apresentar traços de brutalidade. Sua expressão é muito importante. Sua conformação é avaliada pelo balanço perfeito e pela combinação de cabeça e focinho, tamanho, forma, coloração e posicionamento dos olhos. A inserção e posição das orelhas também é muito importante.
Tempo recomendado entre tosas: três a quatro meses.
Consulte as *checklists* no Capítulo 10.

- Tose os pés no estilo natural.
- Tose os jarretes de forma almofadada.
- A área entre o coxim principal e o de apoio deve ficar apresentável.

Perfis das Raças 183

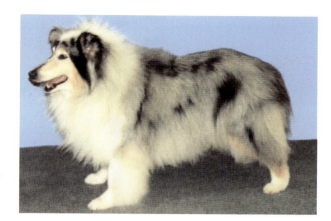

Figura 11.32 – Collie de pêlo longo: cão arrumado em estilo natural.

Dachshund (Ho)

Pêlo Duro (Wi)

Aparência geral: longo e baixo, porém robusto e musculoso. Posiciona a cabeça de forma confiante e desafiadora, e apresenta uma expressão inteligente.
Características: esperto, vivaz, obediente e corajoso, sendo até mesmo ousado. Perfeito para o caminhar devido a sua conformação baixa e quartos e pernas dianteiros muito fortes. Sua mandíbula é longa e forte, com grande poder de mordedura e contenção. Caçador perseverante e ótimo farejador.
Tempo recomendado entre tosas: quatro meses.
Consulte as *checklists* no Capítulo 10.

- A pelagem deve ser toda arrancada.
- Para verificar se o pêlo já está pronto para ser arrancado, observe sua posição em relação ao corpo e puxe delicadamente uma pequena mecha. Se a pelagem estiver muito aderida e for difícil retirar o pêlo, ainda não está no momento de fazer o *stripping*.
- Se não for possível arrancar a pelagem, utilize tesoura de desbaste para criar uma aparência mais natural.
- Deixe as sobrancelhas e barba levemente almofadadas.

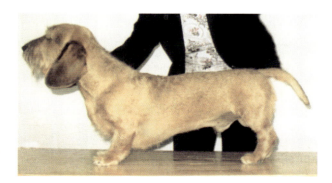

Figura 11.33 – Dachshund de pêlo duro: tosa em estilo *pet* com *stripping* manual.

184 Perfis das Raças

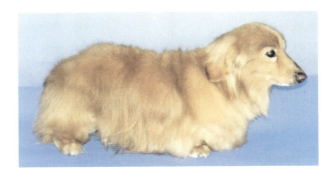

Figura 11.34 – Dachshund de pêlo longo: tosa em estilo *pet*.

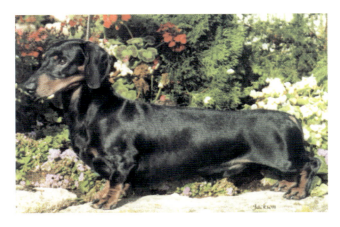

Figura 11.35 – Dachshund de pêlo macio: cão de exposição. Cortesia de John D. Jackson.

Pêlo Longo (Sl)

Aparência geral: longo e baixo, porém robusto e musculoso. Posiciona a cabeça de forma confiante e desafiadora e apresenta uma expressão inteligente.
Características: esperto, vivaz, obediente e corajoso, até mesmo ousado. Perfeito para o caminhar devido a sua conformação baixa, quartos e pernas dianteiros muito fortes. Sua mandíbula é longa e forte, com grande poder de mordedura e contenção. Caçador perseverante e ótimo farejador.
Tempo recomendado entre tosas: três a quatro meses.
Consulte as *checklists* no Capítulo 10.

- Tose os pés no estilo natural, deixando os jarretes com aspecto almofadado.
- Se solicitado, tire o volume da franja e do peito usando instrumentos de desbaste ou do tipo Coat King.

Pêlo Macio (Sm)

Aparência geral: longo e baixo, porém robusto e musculoso. Posiciona a cabeça de forma confiante e desafiadora, e apresenta uma expressão inteligente.
Características: esperto, vivaz, obediente e corajoso, sendo até mesmo ousado. Perfeito para o caminhar devido a sua conformação baixa e quartos e pernas dianteiros muito fortes. Sua man-

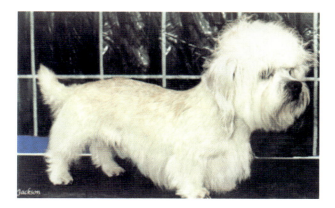

Figura 11.36 – Dandie Dinmont Terrier: cão de exposição. Cortesia de John D. Jackson.

díbula é longa e forte, com grande poder de mordedura e contenção. Caçador perseverante e ótimo farejador.
Tempo recomendado entre tosas: Quatro a seis meses.
Consulte as *checklists* no Capítulo 10.

Dandie Dinmont Terrier (Te-Wi)

Aparência geral: cabeça característica, com uma linda cobertura sedosa. Apresenta olhos grandes, amplos e inteligentes, que compensam seu corpo longo, baixo e pequeno. Possui pernas fortes e curtas, bem como pelagem resistente ao clima.
Características: é brincalhão e habilidoso.
Tempo recomendado entre tosas: três a quatro meses.
Consulte as *checklists* no Capítulo 10.

- A pelagem deve ser toda arrancada manualmente.
- Para verificar se o pêlo já está pronto para ser arrancado, observe sua posição em relação ao corpo e retire delicadamente uma pequena mecha. Se a pelagem estiver muito aderida ao corpo e difícil de se retirar, ainda não é o momento de fazer o *stripping*.
- As pernas dianteiras devem ficar com formato cilíndrico, a partir dos ombros.
- As pernas posteriores devem ficar com o músculo traseiro bem visível.
- Tose o pêlo dos pés de modo curto.
- O rabo deve ser aparado em forma de bandeira.
- A saia deve ser cortada mais curta na região da virilha e mais longa no peito.
- As orelhas são tosadas deixando um tufo nas extremidades.
- Libere bem os cantos dos olhos e a ponta do nariz com tesouras de desbaste.
- Utilize tesouras de desbaste para criar uma cabeça arredondada. Corte abaixo das orelhas, para remover o excesso de pêlos, e a barba, dando um caimento para a frente.

Deerhound (Ho-Wi)

Aparência geral: lembra um Greyhound de pelo mais rústico, porém com tamanho e ossatura maiores.

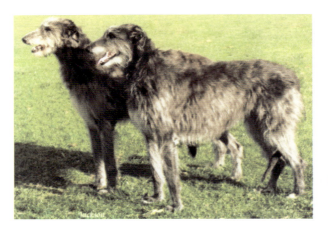

Figura 11.37 – Deerhound: cães de exposição. Cortesia de John D. Jackson.

Características: a configuração sugere sua combinação única de velocidade, potência e resistência necessárias para derrubar uma presa, porém geralmente é dócil.
Tempo recomendado entre tosas: seis meses.
Consulte as *checklists* **no Capítulo 10.**

- A pelagem deve ser arrancada manualmente para melhorar o contorno.
- Não arranque demais o pêlo. Deixe as áreas arrumadas, sem esquecer a cabeça e as orelhas.
- Mantenha a aparência rústica.
- Utilize tesoura de desbaste para tosar os pés, deixando os pêlos rentes.

Dobermann (Wo-Sm)

Aparência geral: apresenta estatura mediana, é musculoso e elegante e seu corpo é proporcional. Sua postura é confiante, robusta e resistente. É capaz de correr em alta velocidade.
Características: inteligente, seguro, leal e obediente.
Tempo recomendado entre tosas: três a quatro meses.
Consulte as *checklists* **no Capítulo 10.**

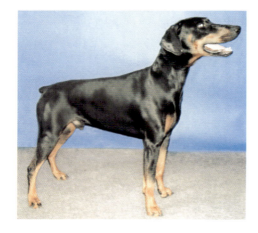

Figura 11.38 – Dobermann: animal de estimação.

Perfis das Raças 187

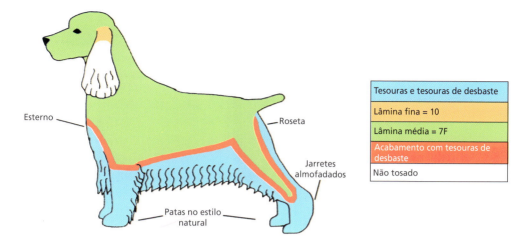

Figura 11.39 – Tosa de English Springer.

English Springer (Gd-Si)

Aparência geral: simétrico, compacto, forte, alegre e ativo. Dos Spaniels da Grã-Bretanha, é o que tem as pernas mais altas e estrutura mais vigorosa.

Características: a raça é muito antiga e de origem pura. É o mais velho dos cães esportivos de tiro; seu propósito original era caçar (encontrar a caça e erguê-la). Ele instiga a caça a pular, sair da toca e correr.

Tempo recomendado entre tosas: 8 a 12 semanas.

Consulte as *checklists* no Capítulo 10.

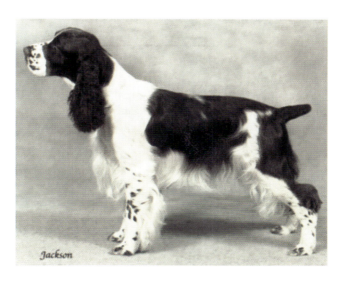

Figura 11.40 – English Springer: cão de exposição. Cortesia de John D. Jackson.

188 Perfis das Raças

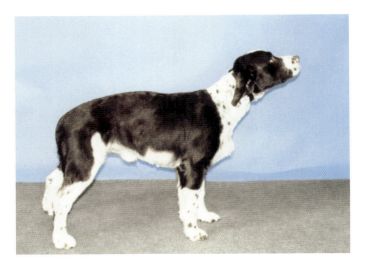

Figura 11.41 – English Springer: tosa supercurta em estilo *pet*.

- A pelagem deve ser toda arrancada manualmente, a não ser que o cão tenha sido castrado (ver a seguir). Remova o pêlo morto e solto com os dedos, incluindo o polegar. Se o pêlo ficar com um bom caimento, não o tose, a não ser que o proprietário exija.
- Um cão castrado pode apresentar uma pelagem fofa e com coloração opaca. A tosa é normalmente a única opção para esses cães, pois a retirada manual não será bem-sucedida.
- Tose as patas no estilo natural.
- Tose de forma almofadada os jarretes.
- Rabos não-cortados devem ser aparados em forma de bandeira.
- O efeito geral deve ser natural e com movimento (Fig. 11.40).
- Muitos proprietários preferem uma tosa mais curta. Isso pode incluir a tosa das orelhas e o corte bem curto das franjas (Fig. 11.41).

Field Spaniel (Gd-Si)

Aparência geral: harmonioso, nobre, ativo e resistente. É um cão ótimo para o esporte.
Características: ideal para caça ou para residir no campo. Não é adequado para a cidade.
Tempo recomendado entre tosas: 8 a 12 semanas.
Consulte as *checklists* no Capítulo 10.

- Veja o esquema de cores (Fig. 11.39) do Springer Spaniel para orientações sobre a tosa.
- Essa pelagem deve ser retirada a mão, a não ser que o cão tenha sido castrado (ver a seguir). Remova o pêlo morto e solto com os dedos e o polegar. Se o pêlo ficar com um bom caimento, não o tose, a não ser que o proprietário exija.
- Um cão castrado pode apresentar pelagem fofa e com coloração opaca. A tosa é normalmente a única opção para esses cães, pois a retirada manual não será bem-sucedida.
- Tose as patas no estilo natural.
- Tose os jarretes bem rentes.
- Rabos não cortados devem ser aparados em forma de bandeira.
- O efeito geral deve ser natural e com movimento.

Perfis das Raças 189

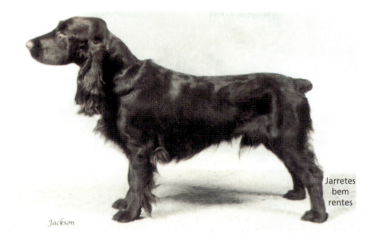

Figura 11.42 – Field Spaniel: cão de exposição. Cortesia de John D. Jackson.

Flat Coated Retriever (Gd-Dc1)

Aparência geral: cão alerta e ativo, de estatura média e com expressão inteligente. Robusto sem ser desajeitado, apresenta contornos marcantes sem ser muito magro.
Características: habilidade natural para esportes de tiro. O rabo que se move com entusiasmo o faz parecer sempre otimista e amigável.
Tempo recomendado entre tosas: três a quatro meses.
Consulte as *checklists* no Capítulo 10.

- Tose as patas no estilo natural.
- Tose de forma almofadada os jarretes.
- Corte ou apare o excesso de pêlo nas orelhas.

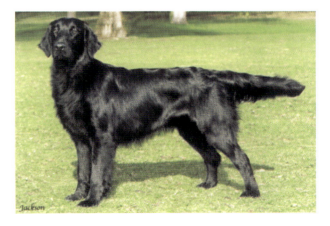

Figura 11.43 – Flat Coated Retriever: cão de exposição. Cortesia de John D. Jackson.

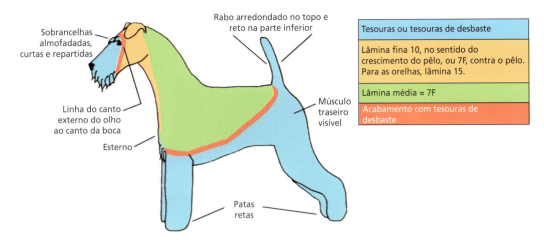

Figura 11.44 – Fox Terrier de pêlo duro.

Fox Terrier de Pêlo Duro (Te-Wi)

Aparência geral: vivaz e ativo, com força mediana e ossatura pouco pronunciada. Não é bruto. Sua conformação é equilibrada. As faces frontal e lateral, assim como a medidas do ombro ao traseiro e da cernelha até o chão, são proporcionais. Parece um caçador com costas curtas e com enorme presença.

Características: alerta, com movimentos rápidos e expressão entusiasmada. Fica ansioso à espera de qualquer pequeno estímulo.

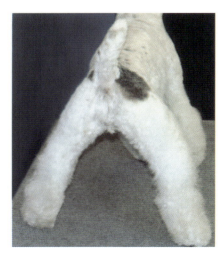

Figura 11.45 – Fox Terrier de pêlo duro: tosa traseira.

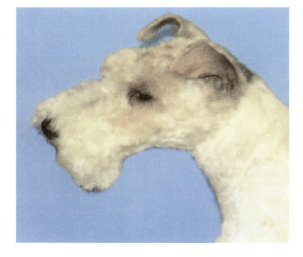

Figura 11.46 – Fox Terrier de pêlo duro: cabeça tosada em estilo *pet*.

Perfis das Raças 191

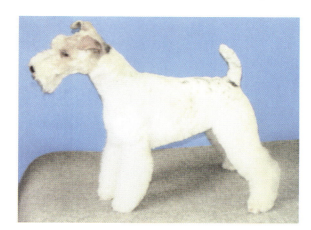

Figura 11.47 – Fox Terrier de pêlo duro: corpo tosado em estilo *pet*.

Tempo recomendado entre tosas: 8 a 12 semanas.
Consulte as *checklists* no Capítulo 10.

- Para exposições, retira-se manualmente os pêlos dessa raça.
- Para verificar se o pêlo já está pronto para ser arrancado, observe sua posição em relação ao corpo e puxe delicadamente uma mecha pequena. Se a pelagem estiver aderida firmemente ao corpo e for difícil de se retirar o pêlo, ainda não é o momento de realizar o *stripping*.

Golden Retriever (Gd-Dc1)

Aparência geral: simétrico, harmonioso, ativo, forte, com movimentação leve e expressão afetuosa.
Características: dócil, inteligente e com habilidade natural para o trabalho.
Tempo recomendado entre tosas: três meses.
Consulte as *checklists* no Capítulo 10.

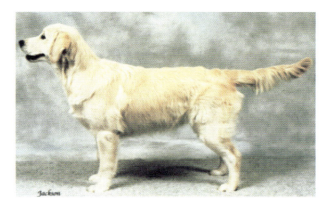

Figura 11.48 – Golden Retriever: cão de exposição. Cortesia de John D. Jackson.

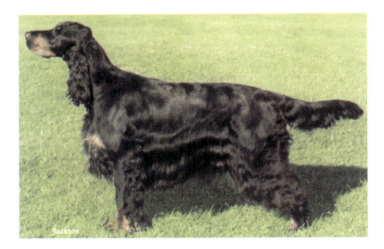

Figura 11.49 – Gordon Setter: cão de exposição.

- Tose as patas no estilo natural.
- Tose os jarretes de forma almofadada.
- Apare o rabo em forma de bandeira.
- Apare a região entre os coxins principais e de apoio.
- Apare o excesso de pelagem do pescoço.
- Apare o excesso de pelagem das orelhas. Deixe a parte dianteira da orelha natural para manter a expressão suave.

Gordon Setter (Gd-Si)

Aparência geral: é um cão de montaria, elegante e simétrico. Sua conformação robusta pode ser comparada à de um caçador carregando uma presa.
Características: inteligente, ágil e refinado.
Tempo recomendado entre tosas: três meses.
Consulte as *checklists* **no Capítulo 10.**

- Tose as patas no estilo natural.
- Retire o excesso de pêlos do pescoço.

Griffon de Bruxelas (To-Wi ou Sm)

Aparência geral: pequeno cão de pernas curtas, bem equilibrado, de formato quadrado. Parece ter a mesma medida do ombro à base do rabo e da cernelha até o chão.
Características: esperto, pequeno e com temperamento de um Terrier. Existem duas variedades, Griffon de Bruxelas, com pelagem áspera, e o Petit Brabancon, com pelagem macia. Sua expressão atrevida é comparada à dos macacos, e seu peso é considerável para seu tamanho.

Pelagem Áspera

Tempo recomendado entre tosas: três meses.
Consulte as *checklists* **no Capítulo 10.**

Perfis das Raças 193

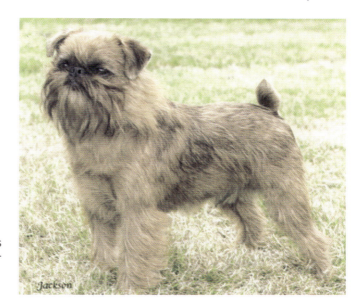

Figura 11.50 – Griffon de Bruxelas de pelagem áspera: cão de exposição. Cortesia de John D. Jackson.

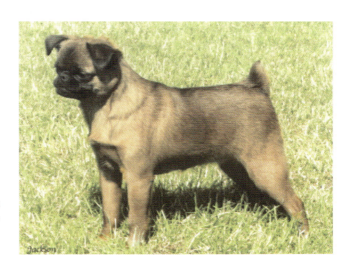

Figura 11.51 – Griffon de Bruxelas de pelagem macia: cão de exposição. Cortesia de John D. Jackson.

- A pelagem deve ser toda arrancada manualmente. Contudo se a pele estiver em más condições ou a pelagem for de textura ruim, o *stripping* manual pode não ser apropriado, pois pode causar irritação.
- Para verificar se o pêlo já está pronto para ser arrancado, observe sua posição em relação ao corpo e puxe delicadamente uma mecha pequena. Se o pêlo estiver aderido firmemente ao corpo e for difícil retirá-lo, ainda não é o momento de realizar o *stripping*.
- Deixe as pernas levemente almofadadas.
- Pêlos das patas devem estar rentes.
- Utilize tesouras de desbaste para aprumar a linha muscular traseira.
- Retire os pêlos da cabeça e das orelhas com as mãos, deixando o rosto inteiro e com barba.

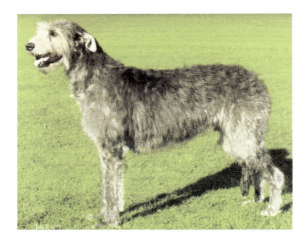

Figura 11.52 – Irish Wolfhound: cão de exposição. Cortesia de John D. Jackson.

Pelagem Macia

Tempo recomendado entre tosas: três a quatro meses.
Consulte as *checklists* **no Capítulo 10.**

Irish Wolfhound (Ho-Wi)

Aparência geral: alto, forte, simétrico e imponente. É musculoso e, mesmo assim, gracioso.
Características: corajoso e de grande potência, atividade e velocidade.
Tempo recomendado entre tosas: seis meses.
Consulte as *checklists* **no Capítulo 10.**

- A pelagem deve ser toda arrancada manualmente para melhorar o contorno. Não arranque muito a pelagem. Somente aprume todas as partes, incluindo o topo da cabeça e as orelhas. Mantenha a aparência de pêlo rústico.
- Para verificar se o pêlo já está pronto para ser arrancado, observe sua posição em relação ao corpo e puxe delicadamente uma mecha pequena. Se a pelagem estiver aderida firmemente ao corpo e for difícil de retirar, ainda não é o momento de realizar o *stripping*.
- Utilize tesouras de desbaste para tosar os pés de forma rente.

Kerry Blue Terrier (Te-Si)

Aparência geral: conformação firme e proporcional, boa postura e corpo musculoso e bem desenvolvido.
Características: terrier forte, compacto, gracioso, apto, determinado e alerta, com estilo e personalidade típica dos Terrier.
Tempo recomendado entre tosas: quatro a seis semanas.
Consulte as *checklists* **no Capítulo 10.**

- Seque o pêlo para manter a ondulação natural.
- Para tosa doméstica, a pelagem corporal pode ser cortada com uma lâmina número 5F.

Perfis das Raças 195

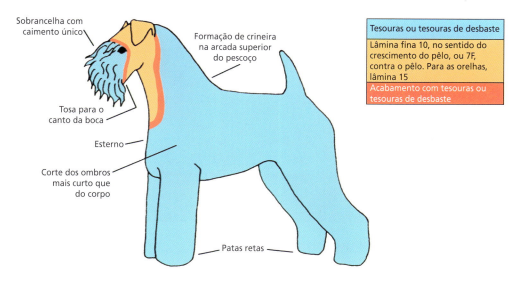

Figura 11.53 – Tosa de Kerry Blue Terrier.

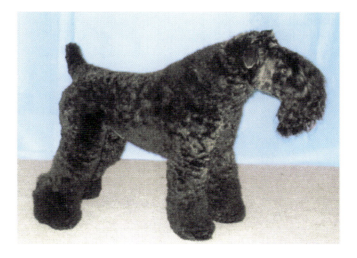

Figura 11.54 – Kerry Blue Terrier: tosa em estilo *pet* com pés aparados.

Labrador Retriever (Gd-Dc1)

Aparência geral: conformação forte, pernas curtas, muito ativo. Possui cabeça larga e caixa torácica profunda e ampla. Seu lombo e quarto traseiro são largos e fortes.
Características: temperamento bom, muito ágil. Tem faro excelente e "boca macia". Adora a água. Companheiro dedicado e de fácil adaptação.
Tempo recomendado entre tosas: três a quatro meses.
Consulte as *checklists* no Capítulo 10.

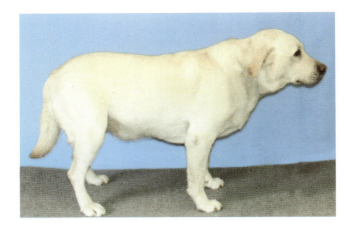

Figura 11.55 – Labrador Retriever: cão de estimação.

Lakeland Terrier (Te-Wi)

Aparência geral: esperto, habilidoso, bem proporcional e compacto.
Características: alegre, corajoso, muito expressivo, ágil e animado.
Tempo recomendado entre tosas: 8 a 12 semanas.
Consulte as *checklists* no Capítulo 10.

- A pelagem deve ser toda arrancada manualmente.
- Para verificar se o pêlo já está pronto para ser arrancado, observe sua posição em relação ao corpo e puxe delicadamente uma mecha pequena. Se a pelagem estiver aderida firmemente ao corpo e for difícil de retirar, ainda não é o momento de realizar o *stripping*
- Corte ou desbaste com tesoura a borda lateral dos olhos.

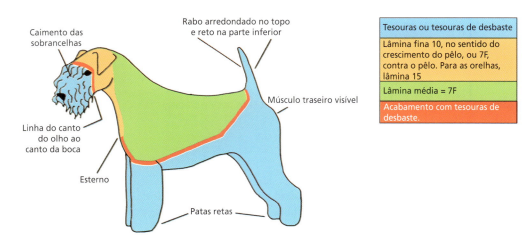

Figura 11.56 – Tosa de Lakeland Terrier.

Perfis das Raças 197

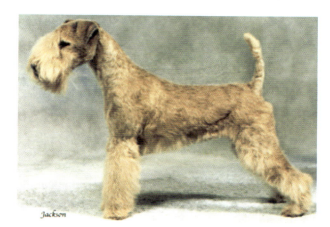

Figura 11.57 – Tosa do Lakeland Terrier: cão de exposição. Cortesia de John D. Jackson.

Lhasa Apso (Ut-Dc2)

Aparência geral: harmonioso, robusto e peludo.
Características: alegre e autoconfiante.
Tempo recomendado entre tosas: quatro a oito semanas.
Consulte as *checklists* no Capítulo 10.

- Um Lhasa Apso de pelagem longa deve receber apenas tosa higiênica e tosa abaixo dos coxins.
- Se o pêlo estiver muito embolado, pode ser necessária a tosa completa.
- A maioria dos proprietários prefere o corte dos pés de forma arredondada e uma franja cortada no topete (Fig. 11.58). Para cortar a franja, coloque o polegar na altura do corte e penteie uma pequena porção da pelagem para frente; corte transversalmente, de fora para dentro dos olhos. Penteie outra parte e corte a camada restante.
- Para realçar o caimento do pêlo, faça camadas com tesouras de desbaste. Levante uma porção de pêlo por vez e faça camadas, seguindo a linha do crescimento. Corte os contornos das pernas e da cabeça para deixá-las arrumadas.
- Para encurtar mais, apare a pelagem corporal (seguindo as linhas do corpo do Terrier Branco das Colinas do Oeste) e corte os pêlos das pernas (Fig. 11.59).

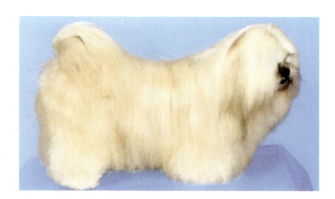

Figura 11.58 – Lhasa Apso: cão de companhia com pelagem longa.

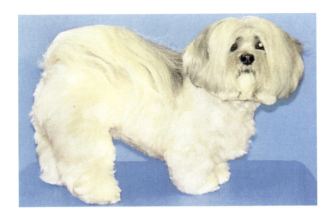

Figura 11.59 – Lhasa Apso: tosa do tipo urso de pelúcia para animais de estimação.

Lowchen (To-Si)

Aparência geral: tosado tradicionalmente no estilo leão, com rabo aparado e topete com juba, o que dá a aparência de um pequeno leão. Conformação forte e bem proporcional. É ativo e alerta.
Características: cão de estatura baixa, alegre, animado e vivaz.
Tempo recomendado entre tosas: quatro a oito semanas.
Consulte as *checklists* no Capítulo 10.

- Deve ser tosado tradicionalmente no estilo leão, contudo a maioria dos proprietários prefere o comprimento total do pêlo ou a tosa no estilo urso de pelúcia (Fig. 11.60).
- Para realçar o caimento do pêlo, faça camadas com tesouras de desbaste. Levante uma porção de pêlo por vez e faça camadas, seguindo a linha do crescimento. Corte nos contornos das pernas e da cabeça para deixá-las arrumadas.
- Para encurtar mais, apare a pelagem corporal (seguindo as linhas do corpo do Terrier Branco das Colinas do Oeste) e corte os pêlos das pernas.
- Se o pêlo estiver muito emaranhado, pode ser necessária a tosa completa.

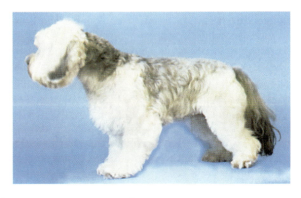

Figura 11.60 – Lowchen: cão com tosa em estilo *pet*.

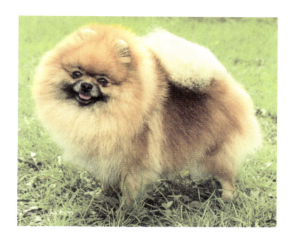

Figura 11.61 – Lulu da Pomerânia: cão de exposição. Cortesia de John D. Jackson.

Lulu da Pomerânia (To-Dc1)

Aparência geral: cão de corpo compacto, com pernas curtas e conformação forte. Denota grande inteligência em sua expressão; é ativo e animado.
Características: saudável, vivaz e delicado.
Tempo recomendado entre tosas: 8 a 12 semanas.
Consulte as *checklists* no Capítulo 10.

- Tose os pés no estilo natural.
- Tose os jarretes de forma almofadada.
- Corte os pêlos das pontas das orelhas.
- Para que o cão fique com forma arredondada, erga o rabo para trás das costas e apare todas as bordas laterais (Fig. 11.61).

Maltês (To-Si)

Aparência geral: esperto, com pelagem branca e cabeça altivamente erguida.
Características: vivaz, inteligente e alerta.

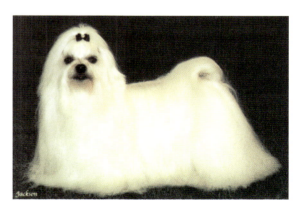

Figura 11.62 – Maltês: cão de exposição. Cortesia de John D. Jackson.

Tempo recomendado entre tosas: quatro a oito semanas.
Consulte as *checklists* no Capítulo 10.

- Um Maltês de pelagem longa deve receber apenas tosa higiênica e abaixo dos coxins (Fig. 11.62).
- A maioria dos proprietários prefere os pés tosados de forma arredondada e uma franja cortada no topete. Para cortar a franja, coloque o polegar na altura do corte e penteie uma pequena porção da pelagem para frente; corte transversalmente, de fora para dentro dos olhos. Penteie outra parte e corte a camada restante.
- Para realçar o caimento do pêlo, é possível fazer camadas com tesouras de desbaste. Levante uma porção de pêlo por vez e faça camadas, seguindo a linha do crescimento. Corte os contornos das pernas e da cabeça para deixá-las arrumadas.
- Para encurtar mais, apare a pelagem corporal (seguindo as linhas do corpo do Terrier Branco das Colinas do Oeste) e corte os pêlos das pernas.
- Se o pêlo estiver muito emaranhado, pode ser necessária a tosa completa.

Mestiços

Estes podem apresentar qualquer um dos tipos de pelagem ou uma combinação de tipos e colorações. Muitos dos cães que vão até o salão de estética canina são mestiços, variando de primeiro acasalamento inter-racial (ambos os pais são conhecidos) até cruzamentos múltiplos (não se conhece a origem).

Muitas raças híbridas apresentam nomes específicos, como, por exemplo, Patterdale Terrier, Fell Terrier e Labradoodle. Lembre-se de que esses cães podem variar quanto ao tipo de pelagem, portanto não suponha que dois Patterdales ou Labradoodles sejam iguais.

Ao decidir qual a melhor tosa para um mestiço, leve em conta:

- Suas características.
- Seu tipo de pelagem.
- A vontade do proprietário.

Utilize seus conhecimentos de estilização de raças específicas e adapte estilos para os mestiços. Não tenha medo de misturar e combinar estilos; por exemplo, uma tosa de Terrier Branco das Colinas do Oeste (Te-Wi) pode ser boa para corpo e pernas, mas se o animal tiver orelhas caídas, pode ser melhor uma tosa de Airdale (Te-Wi) na cabeça.

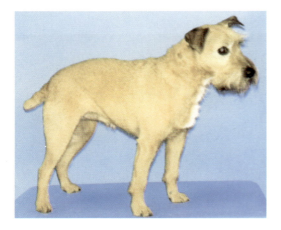

Figura 11.63 – Mestiço: *stripping* manual no estilo Border Terrier.

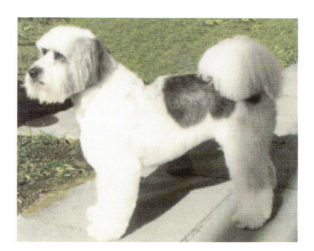

Figura 11.64 – Mestiço: estilo urso de pelúcia.

Norfolk Terrier (Te-Wi)

Aparência geral: cão pequeno, baixo e animado. É robusto e compacto e apresenta costas baixas e boa ossatura. Cicatrizes provenientes de atividades cotidianas são aceitáveis.
Características: um dos menores tipos de Terrier, considerado um "demônio" para seu tamanho. É afetuoso com o dono. Tem constituição robusta.
Tempo recomendado entre tosas: três a quatro meses.
Consulte as *checklists* **no Capítulo 10.**

- A pelagem deve ser toda arrancada manualmente. Contudo, se a pele estiver em más condições ou se a pelagem for de textura ruim, o *stripping* manual pode não ser apropriado, em virtude de possível irritação.
- A utilização de tesoura de desbaste em toda a pelagem cria uma aparência natural.
- Tosar essa pelagem não é aconselhável, pois pode deixar o pêlo interno à mostra e transparecer marcas.

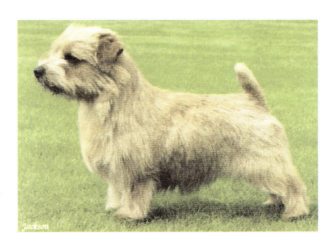

Figura 11.65 – Norfolk Terrier: cão de exposição. Cortesia de John D. Jackson.

- Para verificar se o pêlo já está pronto para ser arrancado, observe sua posição em relação ao corpo e retire delicadamente uma mecha. Se a pelagem estiver aderida firmemente ao corpo e for difícil retirar o pêlo, ainda não é o momento de fazer o *stripping*.
- Deixe um pouco de volume nas pernas traseiras e dianteiras.
- Os pêlos do topo da cabeça devem ser arrancados, deixando pêlos nas bochechas e abaixo da garganta, formando um colar.
- Deixe as sobrancelhas curtas almofadadas.
- Rabos não cortados devem ficar almofadados.

Norwich Terrier (Te-Wi)

Aparência geral: cão pequeno, baixo e ativo. Robusto, com ossos fortes. Cicatrizes provenientes das atividades cotidianas não são muito prejudiciais.
Características: um dos menores tipos de Terrier. Afetuoso, ativo e de conformação robusta.
Tempo recomendado entre tosas: três a quatro meses.
Consulte as *checklists* no Capítulo 10.

- A pelagem deve ser toda arrancada manualmente. Contudo, se a pele estiver em más condições ou a pelagem for de textura ruim, o *stripping* manual pode não ser apropriado, em razão de possível irritação.
- A utilização de tesoura de desbaste em toda a pelagem cria uma aparência natural.
- Tosar a pelagem não é aconselhável, pois pode deixar o pêlo interno à mostra e transparecer marcas.
- Para verificar se o pêlo já está pronto para ser arrancado, observe sua posição em relação ao corpo e puxe delicadamente uma mecha pequena. Se a pelagem estiver aderida firmemente ao corpo e for difícil de retirar o pêlo, ainda não é o momento de fazer o *stripping*.
- Deixe um pouco de volume nas pernas traseiras e dianteiras. Os pêlos do topo da cabeça devem ser arrancados, deixando pêlos nas bochechas e abaixo da garganta, formando um colar.
- Deixe as sobrancelhas curtas e almofadadas.
- Rabos não cortados devem ficar almofadados.

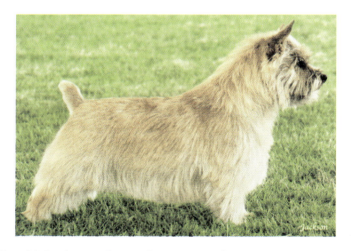

Figura 11.66 – Norwich Terrier: cão de exposição. Cortesia de John D. Jackson.

Old English Sheepdog (Pa-Dc2)

Aparência geral: robusto, com aparência quadrada, é simétrico e saudável. Suas pernas não são desproporcionais. Possui uma pelagem densa. É encorpado, musculoso e tem uma expressão muito inteligente. A configuração externa natural não deve ser muito alterada artificialmente por corte ou tosa.
Características: resistente, com topete levemente erguido e corpo periforme quando observando de cima. Apresenta um trotar ou caminhar característico. Seu latido tem um tom diferente.
Tempo recomendado entre tosas: quatro a seis semanas.
Consulte as *checklists* no Capítulo 10.

- Um Old English Sheepdog de pelagem longa deve receber apenas tosa higiênica e abaixo dos coxins (Fig. 11.67).
- A maioria dos proprietários prefere os pêlos dos pés cortados de forma arredondada e uma franja cortada no topete. Para cortar a franja, coloque o polegar na medida desejada, penteie

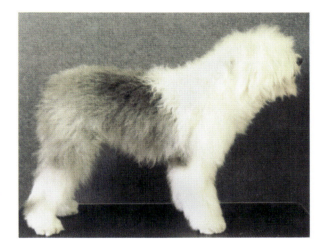

Figura 11.67 – Old English Sheepdog: filhote.

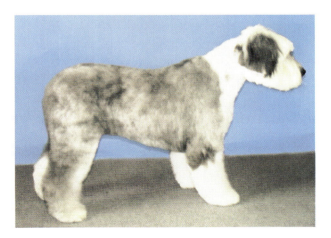

Figura 11.68 – Old English Sheepdog: tosa em estilo *pet*, bem aparado na parte inferior.

204 Perfis das Raças

uma pequena porção de pêlo para a frente e corte transversalmente, a partir do canto lateral de um olho até o outro. Penteie mais uma porção e corte a próxima camada.
- Para aumentar o caimento do pêlo, faça camadas com tesouras de desbaste. Levante uma porção de pêlo por vez e faça camadas, seguindo a linha do crescimento. Corte os contornos das pernas e da cabeça para deixá-las arrumadas.
- O pêlo pode ser todo cortado em qualquer comprimento (Fig. 11.68).
- Para encurtar mais, apare a pelagem corporal (seguindo as linhas do corpo do Terrier Branco das Colinas do Oeste) e corte os pêlos das pernas.
- Se estiver muito emaranhado, pode ser necessária a tosa completa.

Papillion (To-Si)

Aparência geral: cão pequeno, harmonioso e elegante. Expressão inteligente e alerta.
Características: o nome "Papillon" é derivado da forma e posição das orelhas. No tipo com orelhas eretas, estas são sustentadas de forma oblíqua, como asas abertas de uma borboleta, justificando o nome. Já o tipo com orelhas completamente caídas é conhecido por "Phalène" (mariposa). As marcações da cabeça devem ser simétricas, de coloração branca e semelhantes a uma chama. É desejável, mas as marcações não necessariamente precisam representar o corpo de uma borboleta.
Tempo recomendado entre tosas: três a quatro meses (porém, cães de exposição não precisam de tosa, somente de banhos).
Consulte as *checklists* no Capítulo 10.

- Cães de exposição não precisam ser tosados.
- A maioria dos proprietários prefere os pés com tosa no estilo natural e jarretes bem rentes.
- O desbaste pode ser realizado na parte de trás e no pescoço, com tesouras de desbaste ou com um Coat King.

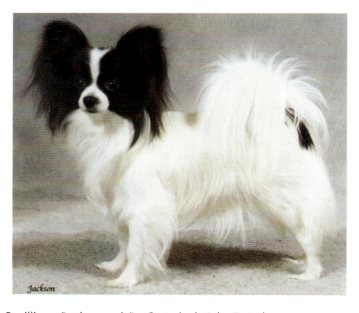

Figura 11.69 – Papillion: cão de exposição. Cortesia de John D. Jackson.

Perfis das Raças 205

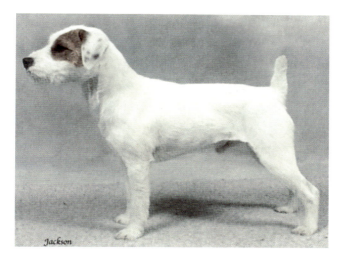

Figura 11.70 – Parson Russell Terrier: cão de exposição. Cortesia de John D. Jackson.

Parson Russell Terrier (Te-Wi)

Aparência geral: habilidoso, ativo, ágil, veloz e resistente. Em geral, é harmonioso e dócil. Cicatrizes são possíveis.
Características: é essencialmente um Terrier para trabalho, campo e corridas, como os Hounds.
Tempo recomendado entre tosas: três a quatro meses.
Consulte as *checklists* no Capítulo 10.

- A pelagem deve ser toda arrancada manualmente. Contudo, se a pele estiver em más condições ou a pelagem for de textura ruim, o *stripping* manual pode não ser apropriado, em razão de possível irritação.
- A utilização de tesoura de desbaste em toda a pelagem cria uma aparência mais natural.
- Tosar o pêlo não é aconselhável, pois pode atingir o pêlo interno e deixar marcas.
- Deixe sobrancelhas e barba levemente almofadadas.

Pastor Alemão (Pa-Dc1)

Aparência geral: seu comprimento é um pouco maior que sua altura. Sua conformação é poderosa e musculosa, além de apresentar uma pelagem resistente ao clima. A relação entre altura, comprimento, posição e estrutura dos quartos traseiro e dianteiro (angulação) lhe dá grande resistência para caminhar. A distinção física entre fêmea e macho é essencial, e a habilidade para o trabalho nunca pode ser sacrificada em razão da estética.
Características: cão versátil para o trabalho; harmonioso e sem exageros. Atento, alerta, flexível e resistente, possui um faro excepcional.
Tempo recomendado entre tosas: três a quatro meses.
Consulte as *checklists* no Capítulo 10.

- No caso dos cães de pelagem longa, tose as patas no estilo natural e os jarretes, de forma almofadada.
- Utilize o Coat King ou instrumentos de desbaste no volume traseiro, se necessário.

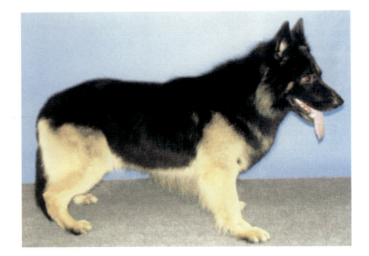

Figura 11.71 – Pastor Alemão: tosa em estilo *pet*.

Pequinês (To-Dc1)

Aparência geral: pequeno, bem proporcional, encorpado, altivo e cheio de qualidades.
Características: aparência de leão, com expressões alerta e inteligente.
Tempo recomendado entre tosas: três a quatro meses.
Consulte as *checklists* no Capítulo 10.

- Cães de exposição não devem ser tosados.
- Muitos proprietários preferem os pés com tosa no estilo natural (Fig. 11.72).

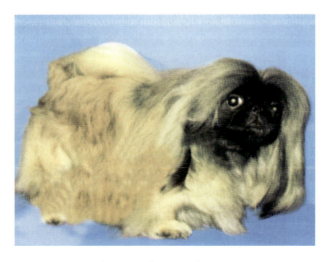

Figura 11.72 – Pequinês: cão arrumado em estilo natural

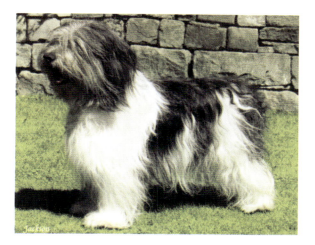

Figura 11.73 – Polish Lowland Sheepdog: cão de exposição. Cortesia de John D. Jackson.

Polish Lowland Sheepdog (Pa-Dc2)

Aparência geral: apresenta estatura média. É pequeno, de pernas curtas, forte, musculoso, com corpo longo e pelagem volumosa.
Características: vivaz, controlado, observador, alerta, esperto, perceptivo e com excelente memória. É de fácil adestramento, servindo como cão pastor ou para tomar conta da casa.
Tempo recomendado entre tosas: quatro a oito semanas.
Consulte as *checklists* no Capítulo 10.

- Um Polish Lowland Sheepdog de pelagem longa deve receber apenas tosa higiênica e sob os coxins (Fig. 11.73).
- A maioria dos proprietários prefere os pés tosados de forma arredondada e uma franja cortada no topete. Para cortar a franja, coloque o polegar na medida desejada, penteie uma pequena porção de pêlo para frente e corte transversalmente, a partir do canto lateral de um olho até o outro. Penteie mais uma porção e corte a próxima camada.
- Para aumentar o caimento do pêlo, faça camadas com a tesoura de desbaste. Levante uma porção de pêlo por vez e faça camadas, seguindo a linha do crescimento. Corte os contornos das pernas e da cabeça para deixá-las arrumadas.
- O pêlo pode ser todo cortado, em qualquer comprimento.
- Para encurtar mais, apare a pelagem corporal (seguindo as linhas do corpo do Terrier Branco das Colinas do Oeste) e corte os pêlos das pernas.
- Se muito emaranhado, pode ser necessária a tosa completa.

Poodle (Ut-Wo)

Aparência geral: harmonioso e elegante, com postura imponente.
Características: distingue-se por uma tosa especial para exposição e por um tipo de pelagem constante.
Tempo recomendado entre tosas: quatro a seis semanas.
Consulte as *checklists* no Capítulo 10.

208 Perfis das Raças

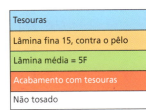

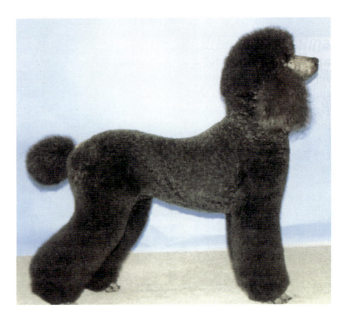

Figura 11.74 – Tosa de Poodle.

Figura 11.75 – Poodle: tosa em estilo *pet* do tipo carneiro.

- Cães de exposição devem ser tosados no estilo leão.
- A maioria dos proprietários de cães domésticos prefere um estilo mais prático, sendo o mais comum do tipo carneiro (Fig. 11.75).
- Podem ser observadas variações em face (Fig. 11.76), corpo e pés aparados.
- Bigodes e barbas podem ser deixados em rostos tosados. Para o alinhamento correto, siga uma linha diagonal a partir de cima do nariz até os dentes caninos.

Perfis das Raças 209

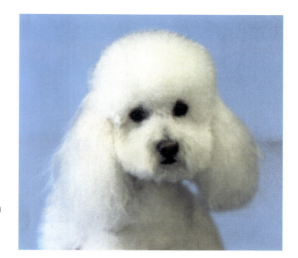

Figura 11.76 – Poodle: face aparada em estilo *pet*.

Samoieda (Pa-Dc1)

Aparência geral: chamativo, harmonioso, forte, ativo e gracioso. É muito resistente, sem ser bruto.
Características: inteligente, alerta e ativo. Possui "expressão sorridente".
Tempo recomendado entre tosas: três a quatro meses.
Consulte as *checklists* **no Capítulo 10.**

- Tose os pés no estilo natural.
- Tose de forma almofadada os jarretes.

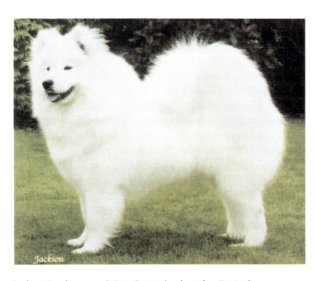

Figura 11.77 – Samoieda: cão de exposição. Cortesia de John D. Jackson.

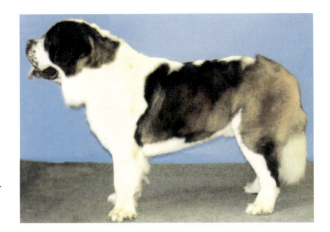

Figura 11.78 – São Bernardo: cão doméstico arrumado.

São Bernardo (Wo-Dc1)

Aparência geral: proporcional e robusto.
Características: de ampla proporção e refinado. É usado como cão de resgate em montanhas.
Tempo recomendado entre tosas: três a quatro meses.
Consulte as *checklists* no Capítulo 10.

- No caso dos cães de pêlo rústico, tose os pés no estilo natural.
- Deixe os jarretes aprumados.
- O desbaste do volume traseiro pode ser feito com a utilização de instrumentos de desbaste ou Coat King, em cães domésticos.

Schnauzer (Ut-Wi)

Aparência geral: rígido, robusto, musculoso e levemente quadrado (comprimento corporal é igual à altura dos ombros). Muito expressivo e alerta. A conformação correta é mais importante do que a coloração ou "beleza".
Características: cão forte, vigoroso e muito resistente.
Tempo recomendado entre tosas: 8 a 12 semanas.
Consulte as *checklists* no Capítulo 10.

- A pelagem deve ser toda arrancada manualmente, porém a cabeça, o pescoço, o peito e o músculo traseiro devem ser tosados.
- Um rabo não cortado deve ser tosado bem curto.

Schnauzer Gigante (Wo-Wi)

Aparência geral: forte, robusto, musculoso e levemente quadrado. Imponente, muito expressivo e com atitude alerta. A conformação correta é o mais importante.
Características: versátil, forte, resistente, inteligente e vigoroso. Adaptável, capaz de alta velocidade e resistência, além de suportar alterações climáticas.
Tempo recomendado entre tosas: três meses.
Consulte as *checklists* no Capítulo 10.

Perfis das Raças   211

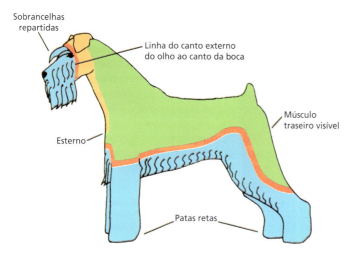

Figura 11.79 – Schnauzer.

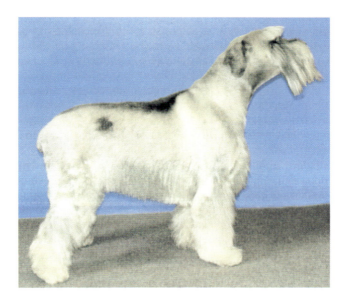

Figura 11.80 – Schnauzer: costas tosadas em estilo *pet*.

- A pelagem deve ser toda arrancada manualmente.
- Para verificar se o pêlo já está pronto para ser arrancado, observe sua posição em relação ao corpo e puxe delicadamente uma mecha. Se a pelagem estiver aderida firmemente ao corpo e for difícil de se retirar, então não é o momento de realizar o *stripping*.
- Tose a cabeça, pescoço e peito, mesmo quando for feito o *stripping* da pelagem.
- Tose os pêlos dos pés bem rentes.
- Garanta que a linha do músculo traseiro esteja visível.

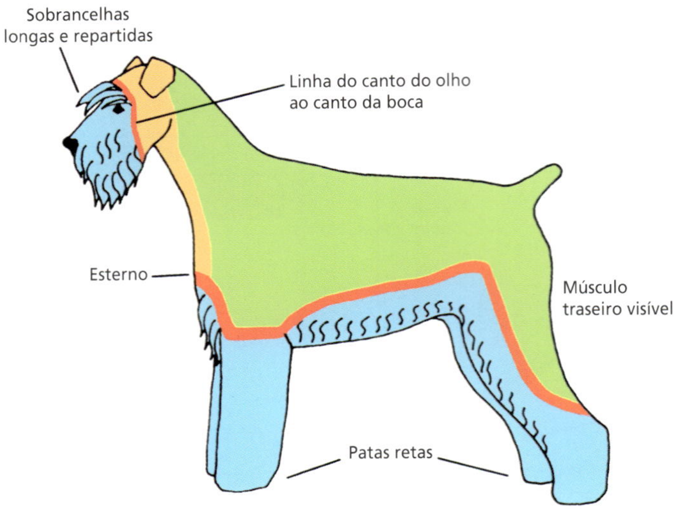

212 Perfis das Raças

Figura 11.81 – Tosa de Schnauzer Gigante.

Legendas da figura:
- Sobrancelhas longas e repartidas
- Linha do canto do olho ao canto da boca
- Esterno
- Músculo traseiro visível
- Patas retas

Quadro de tesouras:
- Tesouras ou tesouras de desbaste
- Lâmina fina 10, no sentido do crescimento do pêlo, ou 7F, contra o pêlo.
- Lâmina média = 7F
- Acabamento com tesouras de desbaste

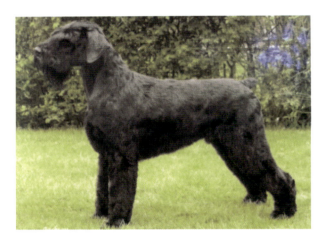

Figura 11.82 – Schnauzer Gigante: cão de exposição. Cortesia de John D. Jackson.

Schnauzer Miniatura (Ut-Wi)

Aparência geral: firme, robusto, musculoso e levemente quadrado (comprimento corporal igual à altura dos ombros). Muito expressivo e alerta. A conformação correta é mais importante do que a coloração ou "beleza".
Características: equilibrado, esperto, elegante e adaptável.
Tempo recomendado entre tosas: 6 a 12 semanas.
Consulte as *checklists* no Capítulo 10.

- A pelagem deve ser toda arrancada manualmente. Contudo, a cabeça, pescoço, peito e músculo traseiro devem ser tosados.
- Um rabo não cortado deve ser tosado bem curto.

Perfis das Raças 213

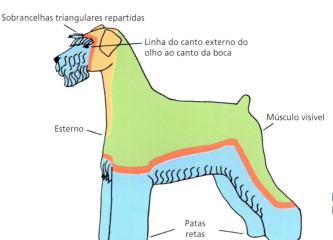

Figura 11.83 – Tosa de Schnauzer Miniatura.

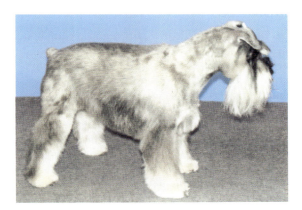

Figura 11.84 – Schnauzer Miniatura: tosa em estilo *pet*.

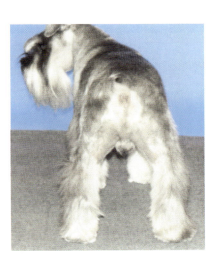

Figura 11.85 – Schnauzer Miniatura: músculo traseiro visível.

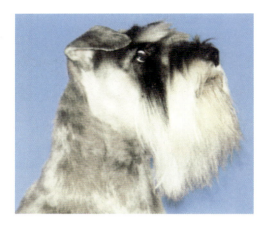

Figura 11.86 – Schnauzer Miniatura: cabeça com tosa em estilo *pet*.

Sealyham Terrier (Te-Wi)

Aparência geral: ágil, ativo, harmonioso e um pouco robusto. Sua linha externa geral tem aparência alongada, em vez de quadrada.
Características: vigoroso, brincalhão e habilidoso.
Tempo recomendado entre tosas: 8 a 12 semanas.
Consulte as *checklists* no Capítulo 10.

- A pelagem deve ser toda arrancada manualmente.
- Para verificar se o pêlo já está pronto para ser arrancado, observe sua posição em relação ao corpo e puxe delicadamente uma mecha. Se a pelagem estiver aderida firmemente ao corpo e for difícil retirar o pêlo, ainda não é o momento de realizar o *stripping*.
- A cabeça e o peito devem ser tosados.

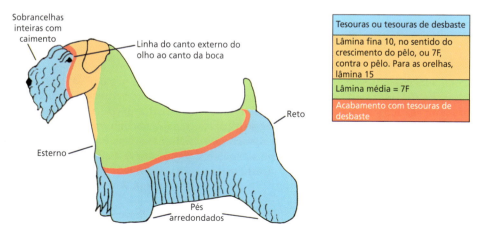

Figura 11.87 – Sealyham Terrier.

Perfis das Raças 215

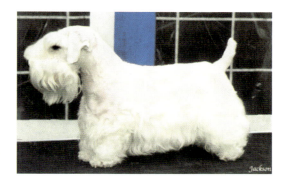

Figura 11.88 – Sealyham Terrier: cão de exposição. Cortesia de John D. Jackson.

Setter Inglês (Gd-Si)

Aparência geral: apresenta estatura mediana, contorno regular, aparência e movimentação elegantes. O Setter Inglês de Trabalho pode apresentar uma conformação um pouco menor.
Características: muito ativo e brincalhão.
Tempo recomendado entre tosas: três a quatro meses.
Consulte as *checklists* no Capítulo 10.

Se a pelagem não apresentar um caimento natural, retire-a manualmente, desbaste-a ou utilize o Coat King no corpo. *Não* tose a pelagem do corpo, pois isto poderá prejudicar sua textura e aparência.

- Tose patas no estilo natural.
- Tose os jarretes de forma almofadada.
- Deixe a área entre o coxim principal e o de apoio apresentável.
- Apare o rabo em forma de bandeira.
- Desbaste, tose ou arranque os pêlos das orelhas, dependendo da densidade da pelagem. Se for tosar, utilize lâmina 7F. Certifique-se de deixar a borda dianteira da orelha sem tosar. Apenas arrume-a para dar um ar natural, garantindo a expressão cálida. Corte as terminações e dobras das orelhas.
- Apare com instrumentos de desbaste a área do pomo de Adão, no pescoço, até o esterno, seguindo a linha alba.

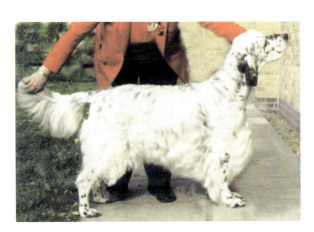

Figura 11.89 – Setter Inglês: animal de estimação após *stripping* manual, com tosa para exposição.

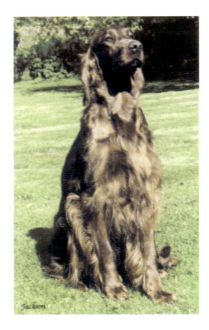

Figura 11.90 – Setter Irlandês: cão de exposição. Cortesia de John D. Jackson.

Setter Irlandês (Gd-Si)

Aparência geral: muito vigoroso, harmonioso e cheio de qualidades, além de ser muito proporcional.
Características: aparência agradável e refinada. Intensamente ativo, nunca está cansado para andar ou caçar sob quaisquer condições.
Tempo recomendado entre tosas: três meses.
Consulte as *checklists* **no Capítulo 10.**

- Normalmente, o pêlo não deve ser tosado, pois prejudica sua textura e aparência. A tosa só deve ser feita em último caso, se o proprietário exigir.
- Se a pelagem não tiver um caimento natural, retire os pêlos manualmente ou utilize o Coat King para remover as terminações arrepiadas.
- Se o cão é castrado, a pelagem pode ficar opaca e sem vida. Tente utilizar um Coat King ou uma faca para *stripping* a fim de remover os pêlos com aparência morta.
- Tose as patas no estilo natural.
- Tose os jarretes de forma almofadada.
- Deixe a área entre o coxim principal e o de apoio com boa aparência.
- Apare o rabo, deixando-o em forma de bandeira.
- Arranque, desbaste ou tose a pelagem das orelhas, dependendo da densidade da pelagem. Se for tosar, utilize uma lâmina 7F. Certifique-se de deixar a borda dianteira da orelha sem tosar. Arrume-a para parecer natural, garantindo uma expressão suave. Corte o pêlo nas terminações e dobras das orelhas.
- Apare com instrumentos de desbaste a área do pomo-de-adão, no pescoço, até o esterno, seguindo a linha alba.

Perfis das Raças 217

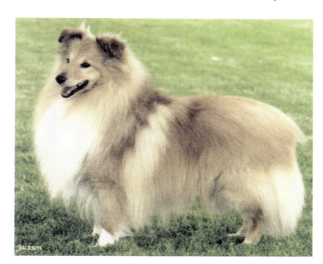

Figura 11.91 – Shetland Sheepdog: cão de exposição. Cortesia de John D. Jackson.

Shetland Sheepdog (Pa-Dc1)

Aparência geral: de grande beleza, de estatura pequena e pelagem longa. Possui uma silhueta simétrica, de modo que nada pareça fora de proporção com o todo. Pelagem abundante, juba e antepeito, testa pronunciada ou cabeça esculpida e expressão doce contribuem para a apresentação ideal do cão.
Características: alerta, gentil, inteligente, forte e ativo.
Tempo recomendado entre tosas: três a quatro meses.
Consulte as *checklists* no Capítulo 10.

- Tose os pés no estilo natural.
- Tose os jarretes de forma almofadada.
- Aprume a área entre o coxim principal e o de apoio.

Shih Tzu (Ut-Dc2)

Aparência geral: cão robusto e peludo, com postura altiva e feições semelhantes a um crisântemo.
Características: inteligente, ativo e alerta.
Tempo recomendado entre tosas: quatro a oito semanas.
Consulte as *checklists* no Capítulo 10.

- Um Shih Tzu de pelagem longa deve receber apenas tosa higiênica e sob os coxins.
- Para exposições, prenda o topete (Fig. 11.92).
- A maioria dos proprietários prefere os pés tosados de forma arredondada e uma franja cortada no topete. Para cortar a franja, coloque o polegar na medida desejada, penteie uma pequena porção de pêlo para frente e corte transversalmente, a partir do canto lateral de um olho até o outro. Penteie mais uma porção e corte a próxima camada.
- Para aumentar o caimento do pêlo, faça camadas com tesouras de desbaste. Levante uma porção de pêlo por vez e faça camadas, seguindo a linha do crescimento. Corte os contornos das pernas e da cabeça para deixá-las arrumadas.
- A pelagem pode ser cortada em qualquer comprimento.

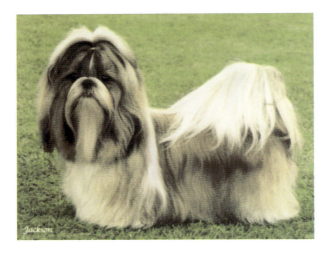

Figura 11.92 – Shih Tzu: cão de exposição. Cortesia de John D. Jackson.

- Para encurtar mais, apare a pelagem corporal (seguindo as linhas do corpo do Terrier Branco das Colinas do Oeste) e corte os pêlos das pernas.
- Se muito emaranhado, pode ser necessária a tosa completa.

Soft Coated Wheaten Terrier (Te-Si)

Aparência geral: Terrier de estatura média, é compacto e inteligente. Possui com uma pelagem macia, naturalmente ondulada e na cor de trigo. É um cão ativo, com pernas fortes, curtas e bem conformadas. Sua estrutura e movimentação são bem balanceadas, sem exageros. Nas quatro patas, fica com a cabeça e rabo levantados, parecendo alegre e cheio de personalidade.
Características: Terrier com fortes instintos esportivos, além de conformação forte e firme.
Tempo recomendado entre tosas: quatro a seis semanas.
Consulte as *checklists* no Capítulo 10.

- Arrume o corpo e as pernas para acentuar seu formato.

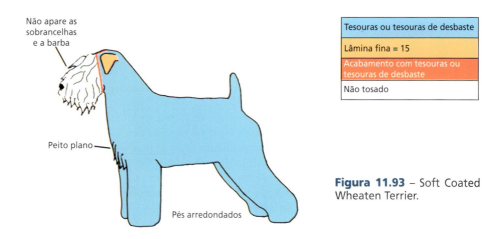

Figura 11.93 – Soft Coated Wheaten Terrier.

Perfis das Raças 219

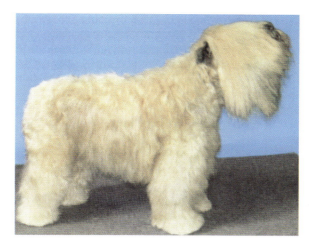

Figura 11.94 – Soft Coated Wheaten Terrier: tosa em estilo *pet*.

Spinone Italiano (Gd-Wi)

Aparência geral: constituição física densa, quadrada, musculosa e com ossatura forte. Apresenta expressão afetuosa e séria.
Características: intrépido e incansável, muito resistente, adaptável a qualquer espaço, inclusive à água. Cão de caça que serve para todos os propósitos.
Tempo recomendado entre tosas: três a quatro meses.
Consulte as *checklists* no Capítulo 10.

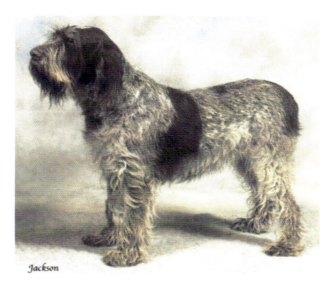

Figura 11.95 – Spinone Italiano: cão de exposição. Cortesia de John D. Jackson.

- A pelagem deve ser toda arrancada manualmente.
- Para verificar se o pêlo já está pronto para ser arrancado, observe sua posição em relação ao corpo e puxe delicadamente uma mecha pequena. Se a pelagem estiver aderida firmemente ao corpo e for difícil de retirar, ainda não é o momento de realizar o *stripping*.
- Deixe a perna almofadada, porém apare a pelagem da parte interna da coxa.
- Apare os pêlos dos pés e jarretes.
- Assegure-se de deixar o rabo volumoso.
- Arranque os pêlos da cabeça, deixando as sobrancelhas e a barba. A sobrancelha deve ficar solta e não muito pronunciada e a face lateral, volumosa.
- Deixe um pouco de volume na base da orelha.
- Assegure-se de retirar o excesso de pêlos do pescoço.

Springer Spaniel de Gales (Gd-Si)

Aparência geral: simétrico, compacto, com pernas não muito longas, de constituição resistente e própria para o trabalho. Move-se muito rápido e ativamente, demonstrando muita força e diligência.
Características: a raça é muito antiga e pura. É forte, alegre e muito enérgico.
Tempo recomendado entre tosas: 8 a 12 semanas.
Consulte as *checklists* no Capítulo 10.

- O pêlo não tem um caimento natural, por isso retire-o manualmente ou utilize uma faca para *stripping* ou Coat King para remover as terminações arrepiadas.
- *Não* tose a pelagem, pois isto estraga sua textura e aparência.
- Tose os pés no estilo natural.
- Tose os jarretes de forma almofadada.
- Deixe a área entre o coxim principal e os de apoio apresentável.
- A cobertura deve ser natural e com movimento.
- Arranque, corte ou desbaste o excesso de pêlos das orelhas, dependendo da densidade.
- Desbaste o excesso de pêlos do pescoço.

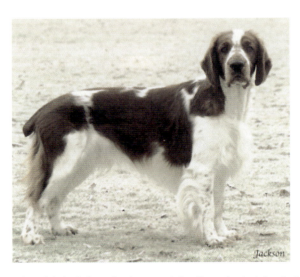

Figura 11.96 – Springer Spaniel de Gales: cão de exposição. Cortesia de John D. Jackson.

Perfis das Raças 221

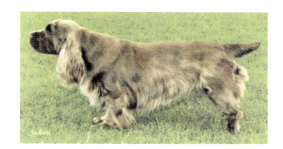

Figura 11.97 – Sussex Spaniel: cão de exposição. Cortesia de John D. Jackson.

Sussex Spaniel (Gd-Si)

Aparência geral: robusto, de corpo forte. Ativo, cheio de energia, cujo movimento característico é um rolar deliberado, contrário a qualquer outro Spaniel.
Características: habilidade natural para o trabalho. Tem fôlego até em climas extremos.
Tempo recomendado entre tosas: 8 a 12 semanas.
Consulte as *checklists* no Capítulo 10.

- A pelagem deve ser toda arrancada manualmente, a não ser que o cão tenha sido castrado (ver a seguir). Remova os pêlos mortos e soltos com o indicador e o polegar. Se o pêlo ficar com boa caída, não o tose, a não ser que o proprietário exija.
- Um cão castrado pode apresentar pelagem fofa e com coloração opaca. A tosa é normalmente a única opção para esses cães, pois a retirada manual não será bem-sucedida.
- Tose os pés no estilo natural.
- Toseos jarretes de forma almofadada.
- O rabo não cortado deve ser aparado em forma de bandeira.
- Sua aparência geral deve ficar natural e com movimento.

Terra Nova (Wo-Dc1)

Aparência geral: harmonioso, impressiona por sua força e grande energia. Ossatura densa, porém sem dar uma aparência pesada e sedentária. Nobre, majestoso e forte.

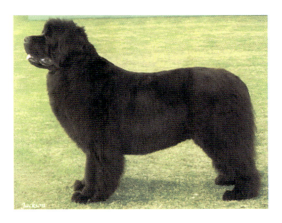

Figura 11.98 – Terra Nova: cão de exposição. Cortesia de John D. Jackson.

Características: apresenta grande poder de tração e é um cão aquático. Tem instinto natural para salvamentos e é um companheiro dedicado.
Tempo recomendado entre tosas: três a quatro meses.
Consulte as *checklists* no Capítulo 10.

- Apare os pés no estilo natural.
- Aprume os jarretes.
- Tose o volume do traseiro e do peito com instrumentos de desbaste ou Coat King, se necessário.
- Arranque ou desbaste o excesso de pêlos ao redor das orelhas.

Terrier Branco das Colinas do Oeste (Te-Wi)

Aparência geral: forte conformação; grande profundidade das costelas dorsais e lombares. Suas costas apresentam um excelente nível e os quartos fortes possuem pernas musculosas, dando a essa raça uma grande combinação de força e agilidade.

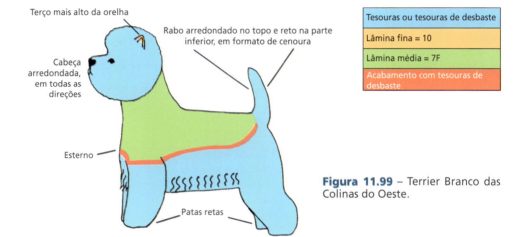

Figura 11.99 – Terrier Branco das Colinas do Oeste.

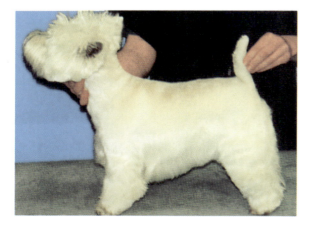

Figura 11.100 – Terrier Branco das Colinas do Oeste: costas tosadas para cão doméstico.

Perfis das Raças 223

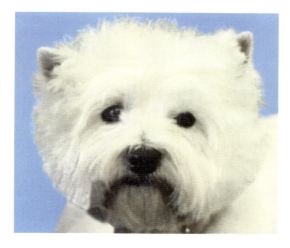

Figura 11.101 – Terrier Branco das Colinas do Oeste: cabeça aparada para cão doméstico.

Características: pequeno, ativo, brincalhão, firme, autoconfiante e imponente.
Tempo recomendado entre tosas: 8 a 12 semanas.
Consulte as *checklists* no Capítulo 10.

- Normalmente, essa raça requer que sua pelagem seja arrancada manualmente para exposições.
- Para verificar se o pêlo já está pronto para ser arrancado, observe sua posição em relação ao corpo e puxe delicadamente uma mecha pequena. Se a pelagem estiver aderida firmemente ao corpo e for difícil de se retirar o pêlo, ainda não é o momento de realizar o *stripping*.
- O pêlo dos cães domésticos pode ser tosado (Fig. 11.100).

Tosa Doméstica da Cabeça

- Corte os pêlos dos cantos dos olhos com tesouras de desbaste, porém não demasiadamente.
- Faça uma franja para criar uma viseira sobre os olhos.
- A cabeça deve apresentar uma forma circular e todo o pêlo deve ter o mesmo comprimento.
- Corte uma linha em semicírculo, do nariz até atrás da orelha, sendo o ponto mais longo abaixo dos olhos.
- Penteie a pelagem para trás e arrume qualquer mecha mais longa atrás do pescoço e das orelhas com uma tesoura de desbaste.
- Levante o pêlo no topo e nos lados da cabeça, em sessões, utilizando tesouras de desbaste para criar uma forma circular (aparência cheia de camadas).

Terrier Escocês (Te-Wi)

Aparência geral: encorpado. Possui pernas curtas, porém sem prejudicar sua agilidade e disposição. Tem um tamanho ideal para o caminhar. É alerta, forte e ativo, sem exagero. A cabeça parece longa para o tamanho do cão. Muito ágil e ativo apesar das pernas curtas.
Características: leal e fiel. Aparenta dignidade e independência e gosta de privacidade. É muito corajoso e inteligente.
Tempo recomendado entre tosas: 8 a 12 semanas.
Consulte as *checklists* no Capítulo 10.

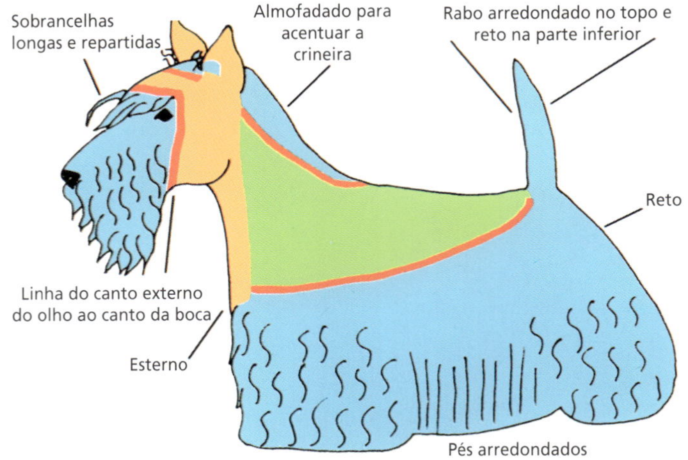

224 Perfis das Raças

Figura 11.102 – Terrier Escocês.

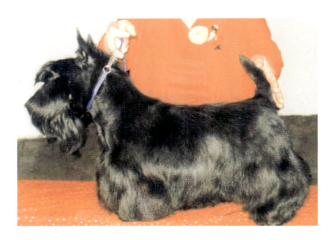

Figura 11.103 – Terrier Escocês: tosa em estilo *pet* com *stripping* manual.

- A pelagem deve ser toda arrancada manualmente.
- Para verificar se o pêlo já está pronto para ser arrancado, observe sua posição em relação ao corpo e puxe delicadamente uma mecha. Se a pelagem estiver aderida firmemente ao corpo e o pêlo for difícil de se retirar, ainda não é o momento de realizar o *stripping*.
- A cabeça, o pescoço e o peito devem ser tosados.
- Deixe um tufo de pêlos no canto de dentro da orelha.

Terrier Irlandês (Te-Wi)

Aparência geral: ativo e vivaz. Apresenta pelagem de arame. É forte, sem ser desajeitado. Não é muito encorpado nem atarracado, mas apresenta um contorno gracioso.
Características: é conhecido por seu comportamento destemido e inconseqüente. A cabeça longa, aparência desconfiada e jeito corajoso (aborda prontamente seu adversário) levaram os cães

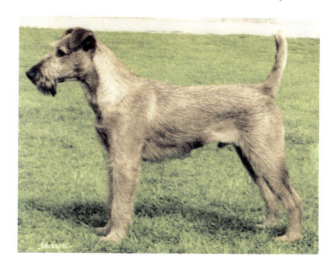

Figura 11.104 – Terrier Irlandês: cão de exposição. Cortesia de John D. Jackson.

dessa raça a serem conhecidos como "demolidores". Quando está "de folga", o Terrier Irlandês tem uma aparência amigável. É extremamente dócil e carinhoso com seu dono, tornando difícil acreditar que possui a coragem de um leão e que briga até o último sopro de ar. É muito leal ao dono e pode segui-lo por distâncias inacreditáveis.
Tempo recomendado entre tosas: três meses.
Consulte as *checklists* no Capítulo 10.

- A pelagem deve ser toda arrancada manualmente. Contudo, se a pele estiver em más condições ou a pelagem for de textura ruim, utilize tesouras de desbaste para criar uma aparência mais natural.
- Tosar o pêlo não é aconselhável, pois a pelagem interna pode ser atingida, o que deixará marcas.
- Para verificar se o pêlo está pronto para ser arrancado, observe seu posicionamento em relação ao corpo e retire delicadamente uma mecha pequena. Se a pelagem estiver aderida firmemente ao corpo e for difícil de retirar, ainda não é o momento para realizar o *stripping*.
- Retire o excesso de pêlos do músculo das patas traseiras e deixe uma pelagem almofadada na base da perna e do joelho.
- Pode-se deixar uma saia curta.
- As pernas dianteiras devem parecer almofadadas.
- A cabeça deve apresentar sobrancelhas curtas, repartidas e almofadadas, além de uma pequena barba.

Terrier Tibetano (Ut-Dc2)

Aparência geral: robusto, com estatura média, pelagem longa e uma forma geralmente quadrada. É bem proporcional, sem exageros.
Características: ativo e afável. É um cão de companhia leal e com muitos aspectos agradáveis.
Tempo recomendado entre tosas: quatro a seis semanas.
Consulte as *checklists* no Capítulo 10.

- Um Terrier Tibetano de pelagem longa deve receber apenas tosa higiênica e sob os coxins (Fig. 11.105).

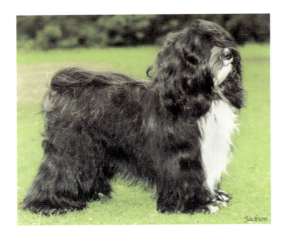

Figura 11.105 – Terrier Tibetano: cão de exposição. Cortesia de John D. Jackson.

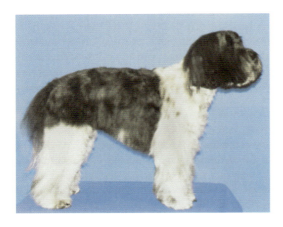

Figura 11.106 – Terrier Tibetano: tosa em estilo *pet* bem curta.

- A maioria dos proprietários prefere os pés tosados de forma arredondada e uma franja cortada no topete. Para cortar a franja, coloque o polegar na medida desejada, penteie uma pequena porção de pêlo para frente e corte transversalmente, a partir do canto lateral de um olho até o outro. Penteie mais uma porção e corte a próxima camada.
- Para aumentar o caimento do pêlo, faça camadas com tesouras de desbaste. Levante uma porção de pêlo por vez e faça camadas, seguindo a linha do crescimento. Corte as bordas das pernas para deixá-las arrumadas e corte em torno da cabeça.
- O pêlo pode ser cortado em qualquer comprimento.
- Para encurtar mais, apare a pelagem corporal (seguindo as linhas do corpo do Terrier Branco das Colinas do Oeste) e corte os pêlos das pernas (Fig. 11.106).
- Se o pêlo estiver muito emaranhado, pode ser necessária tosa completa.
- Dê um acabamento do tipo "urso de pelúcia" à cabeça.

Welsh Terrier (Te-Wi)

Aparência geral: esperto, habilidoso, harmonioso e compacto.
Características: afetuoso, obediente e de fácil controle.

Perfis das Raças   227

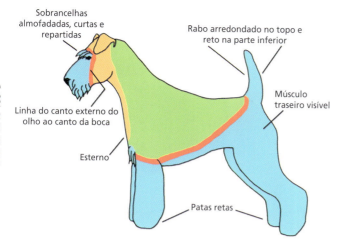

Figura 11.107 – Welsh Terrier.

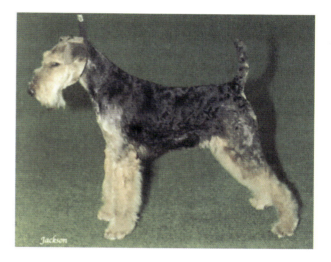

Figura 11.108 – Welsh Terrier: cão de exposição. Cortesia de John D. Jackson.

Tempo recomendado entre tosas: 8 a 12 semanas.
Consulte as *checklists* no Capítulo 10.

- Normalmente, esta raça requer que sua pelagem seja arrancada manualmente para exposições.
- Para verificar se o pêlo já está pronto para ser arrancado, observe sua posição em relação ao corpo e puxe delicadamente uma mecha pequena. Se a pelagem estiver aderida firmemente ao corpo e for difícil de retirar o pêlo, ainda não é o momento de realizar o *stripping*.

Yorkshire Terrier (To-Si)

Aparência geral: tem pelagem longa, de caimento liso e comprimento lateral totalmente simétrico (do focinho ao rabo). Muito compacto e alinhado, fica bem ereto em quatro patas, com aspecto imponente. A linha exterior, em geral, lhe dá a impressão de vigor e proporcionalidade.

228 Perfis das Raças

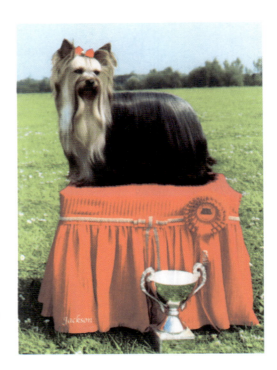

Figura 11.109 – Yorkshire Terrier: cão de exposição. Cortesia de John D. Jackson.

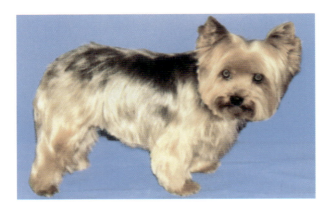

Figura 11.110 – Yorkshire Terrier: corpo tosado em estilo *pet*.

Características: Terrier do tipo Toy, alerta e inteligente.
Tempo recomendado entre tosas: 6 a 12 semanas.
Consulte as *checklists* no Capítulo 10.

- Para exposições, prenda o topete e deixe a pelagem solta e com movimento (Fig. 11.109).
- Um Yorkshire Terrier de pelagem longa só deve receber tosa higiênica sob os coxins. As pontas das orelhas devem ser aparadas.
- A maioria dos proprietários prefere os pés tosados de forma arredondada e uma franja cortada no topete. Para cortar a franja, coloque o polegar na medida desejada, penteie uma pequena

Perfis das Raças 229

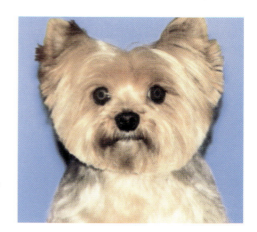

Figura 11.111 – Yorkshire Terrier: cabeça no estilo do Terrier Branco das Colinas do Oeste.

porção de pêlo para frente e corte transversalmente, a partir do canto lateral de um olho até o outro. Penteie mais uma porção e corte a próxima camada.
- Para aumentar o caimento do pêlo, faça camadas com a tesoura de desbaste. Levante uma porção de pêlo por vez e faça camadas, seguindo a linha do crescimento. Corte os contornos das pernas e da cabeça para deixá-las arrumadas.
- Para encurtar mais, apare a pelagem corporal (seguindo as linhas do corpo do Terrier Branco das Colinas do Oeste) e corte os pêlos das pernas (Figs. 11.110 e 11.111).
- Pode utilizar-se tesoura de desbaste para encurtar os pêlos traseiros no caso de algumas pelagens com textura fina.
- Se o pêlo estiver muito emaranhado, pode ser necessária a tosa completa.

Índice Remissivo

A

Afghan Hound, 166
Airedale Terrier, 168
Alopecia, 48, 49
Anemia infecciosa, 139
Apnéia, 105

B

Bacteremia, 128
Bactérias, 128
Bandagem, 122
   de membros, 124
Banheira, 85*f*
Banho
   cães, 85
   checklist, 160
   gatos, 93
   procedimento, 87
   técnicas, 143
Bearded Collie, 144, 170
Bedlington Terrier, 170
Bernese Mountain Dog, 171
Bichon Frisé, 172
Boca, 44
Border
   Collie, 173
   Terrier, 174

Bouvier des Flandres, 175
Boxer, 175

C

Cães, 1
   agressivos, 55
   alertas, 53
   dóceis, 52
   manipulação, 51
   medrosos, 53
   pastores, 1
   tosa, 51
Cairn Terrier, 175
Cão d'Água Irlandês, 177
Carrapatos, 77
Cavalier King Charles Spaniel, 178
Checklist, 159
Cheyletiella, 80, 131
Chlamydia, 137
Choque, 112
   térmico, 121
Chow Chow, 179
Cinomose, 131
   canina, 132
Cistos, 49
   interdigitais, 49
   sebáceos, 49

A letra *f* que se segue aos números de páginas corresponde a *figura*.

Clamidiose, 137
Clumber Spaniel, 179
Coat Kings, 20f
Coccidiose, 83, 131
Cocker Spaniel, 179
   Americano, 181
Collie de pêlo longo, 182
Comportamento, mudança, 41
Compressão cardíaca, 106
Condicionadores, 86
Contenção, 35
Coxins, 71

D

Dachshund, 183
Dandie Dinmont Terrier, 185
Deerhound, 185
Demodex, 79
Dermatofitose, 131
Derme, 68
Desembolador, 56, 62
Deslocamento, 116
Diabetes mellitus, 120
Dipylidium caninum, 82
Dispnéia, 105
Dobermann, 186
Doença, 127
   controle, 128
   de cães, 132
   de gatos, 135
   respiratória viral, 138

E

Echinococcus granulosa, 82
Endoparasitas, 81
English Springer, 187
Enterite infecciosa felina, 137
Envenenamento, 113
Eperythrozoon felis, 139
Epiderme, 67
   camadas, 68f

Epilepsia, 121
Epistaxe, 110
Escovas, 15
Esterilização, 38

F

Face, cuidados, 45
Feridas
   abertas, 118
   cicatrização, 117
Ferormônios, 70
Field Spaniel, 188
Flat Coated Retriever, 189
Focinheiras, 36f
Fox Terrier de pêlo duro, 190
Fratura, 115
Fungos, 130

G

Garras, 46, 71
Gato
   banho, 65f, 93
   pelagem, 10
   tosa, 62
   unhas, 62
Gengiva, 44
Glândulas
   anais, 47, 71
   mamárias, 71
   sebáceas, 70
   sudoríparas, 70
Golden Retriever, 191
Gordon Setter, 192
Griffon de Bruxelas, 192
Gundog, 1

H

Hábitos, mudança, 41
Haemobartonella felis, 139
Hematomas, 48
Hemorragia, 109

Hepatite
  infecciosa, 131
  viral, 134
Hérnia, 49
  inguinal, 49
  umbilical, 50
Herpesvírus felino, 138
Hiperpnéia, 105
Hound, 1

I

Imunidade, 140
Imunodeficiência felina, 140
Irish Wolfhound, 194

J

Jarrete almofadado, 156

K

Kerry Blue Terrier, 194

L

Labrador Retriever, 195
Lakeland Terrier, 196
Lâmina, 27, 61
  checklist, 162
  manutenção, 28*f*
  transportadores, 28*f*
Leishmaniose, 83
Leptospira
  canicola, 134
  icterohaemorrhagiae, 134
Leptospirose, 131, 134
Lesões
  nos tecidos moles, 117
  oculares, 119
Leucemia felina, 136
Leveduras, 130
Lhasa Apso, 197
Língua, 44

Lipomas, 49
Lowchen, 198
Lulu da Pomerânia, 199

M

Maltês, 199
Máquina
  de tosa, 19*f*, 22
  manutenção, 23
Massagem cardíaca, 107*f*
Melanina, 67
Membrana
  mucosa, 101
  nictitante, 42
Mesa elétrica, 37*f*
Mestiços, 200
Micróbio, incubação, 128
Microrganismos, 127
Microsporum canine, 130*f*
Musgos, 130

N

Nematelmintos, 81
Nódulos, 49
Norfolk Terrier, 201
Norwich Terrier, 202

O

Old English Sheepdog, 203
Olhos, 42
Orelha, 43
  cuidados, 34
  exame, 42*f*
Otodectes, 80

P

Panleucopenia felina, 137
Papillion, 204
Parada respiratória, 107
Parafimose, 120

Parasita, 76
Parson Russell Terrier, 205
Parvovirose, 131
Parvovírus canino, 133
Pastor Alemão, 143, 205
Patas
   arredondadas, 151
   compactas, 153
Pelagem
   com nós, 56
   composição, 68*f*
   crescimento, 73
   curta, 12
   de arame, 6, 13, 144
   de lã, 6, 144
   dupla, 4, 143
   longa, 11
   macia, 5, 143
   ondulada, 13
   sedosa, 5, 59*f*, 145
   semilonga, 12
Pele
   estrutura, 67
   funções, 69
   glândulas, 70
   tipos, 3
Pêlo
   camadas, 157
   desemboladores, 19
   escovação, 53*f*
   formação, 73
   perda, 49
   sensorial, 75
Pentes, 17
Pequinês, 206
Peritonite infecciosa, 139
Pesticidas, 114
Picadas de insetos, 115
Piolhos, 78
Pneumonite felina, 137
Polish Lowland Sheepdog, 207
Poodle, 144, 207
Posições anatômicas, 125

Primeiros socorros, 97
   transporte, 99
Protozoários, 82, 130
Pulgas, 76
Pulso, 103
   mensuração, 104*f*

Q

Queratina, 67
Queratinização, 67

R

Rabdovírus, 135
Raiva, 131, 135
Rasqueadeiras, 15, 62
Respiração, 105
   artificial, 107
Ressuscitação cardiorrespiratória, 106
Rinotraqueíte, 138

S

Salmonelose, 131
Salvamento, técnicas, 106
Samoieda, 209
São Bernardo, 210
Sarcoptes, 79*f*
Sarnas, 79
Schnauzer, 210
   gigante, 210
   miniatura, 212
Sealyham Terrier, 214
Secador
   de alta velocidade, 90
   de mão, 90
   de mesa, 92
Secagem, 89
   cabine, 93*f*
   checklist, 160
   com toalha, 89
   equipamento, 89
   técnicas, 143
Septicemia, 128

Setter
  Inglês, 215
  Irlandês, 216
Shetland Sheepdog, 217
Shih Tzu, 217
Síndrome da tosse dos canis, 133
Soft Coated Wheaten Terrier, 218
Spinone Italiano, 219
Springer Spaniel de Gales, 220
Stripping, 20
  manual, 169
Sussex Spaniel, 221

T

Taquipnéia, 105
Taxa respiratória, 102
Técnica boca-nariz, 108
Temperatura, queda, 102
Tênias, 82
Terceira pálpebra, 42
Termorregulação, 69
Terra Nova, 221
Terrier, 1
  Branco das Colinas do Oeste, 144, 222
  Escocês, 223
  Irlandês, 224
  Tibetano, 225
Tesoura, 29, 164
  exercícios, 32
Tosa, 42, 147
  checklist, 162
  das pernas, 148*f*
  equipamentos, 54*f*
  iniciação, 51
  mesa, 37
  técnicas, 143
Tosse dos canis, 131

Toxascaris leonina, 82
Toxocara
  canis, 82
  cati, 82
  leonina, 82
Toxoplasma gondii, 83
Toxoplasmose, 83, 131
Toy, 3
Traqueobronquite infecciosa, 133
Trichuris vulpis, 82
Trombicula autumnalis, 81

U

Uncinaria stenocephala, 82
Unha, 46, 71
  cortador, 32, 47*f*
  corte, 53*f*, 150

V

Veneno, 114
Verrugas, 49
Vibrissas, 75*f*
Vírus, 128

W

Welsh Terrier, 226

X

Xampus, 87*f*

Y

Yorkshire Terrier, 145, 227

Z

Zoonoses, 131

Pré-impressão, impressão e acabamento

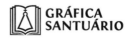

grafica@editorasantuario.com.br
www.editorasantuario.com.br
Aparecida-SP